Paleo Gastronomi
En Kulinarisk Rejse tilbage til Sundhedens Rødder

Frederik Madsen

Indhold

Røget Baby Back Ribs med æble-sennepssauce 8
ribben 8
sovs 8
Bagt BBQ Country Style svinekød ribben med frisk ananas coleslaw 11
Krydret svinegulasch 13
Gulasch 13
Kål   13
Marinara italienske pølsekugler med hakket fennikel og stegte løg 15
Frikadeller 15
marinara 15
Zucchinibakker fyldt med svinekød, basilikum og pinjekerner 18
Ananas Karry Svinekød 'Noodle' skåle med kokosmælk og urter 20
Krydrede grillede svinekødsfrikadeller med krydret agurkeslaw 22
Zucchini crust pizza med soltørret tomatpesto, peberfrugt og italiensk pølse 24
Citron-koriander røget lammelår med grillede asparges 27
Lammefondue 29
Lammegryderet med knoldselleri nudler 32
Franske lammekoteletter med granatæble-daddelchutney 34
chutney 34
lammekoteletter 34
Chimichurri lammekoteletter med sauteret Radicchio salat 36
Ancho og salvie gned lammekoteletter med gulerod og sød kartoffel remoulade 38
Lammekoteletter med skalotteløg, mynte og oregano 40
lam   40
salat   40
Lammeburgere fyldt fra haven med rød pebercoulis 43
Rød Peber Coulis 43
Hamburgere 43
Lammespyd med dobbelt oregano med tzatziki sauce 46
Lammespyd 46
Tzatziki sauce 46

Stegt kylling med safran og citron 48
Spatchcocked kylling med Jicama salat 50
Kylling 50
Coleslaw 50
Stegt kylling bagpart med vodka, gulerødder og tomatsauce 53
Stegt kylling og rutabaga pommes frites 55
Coq au vin med tre svampe og pureret rutabagas med purløg 57
Glaserede fersken og cognac underlår 60
Fersken-brandy glasur 60
Chilimarineret kylling med mango-melon salat 62
Kylling 62
salat 62
Tandoori Style Kyllingelår med Agurk Raita 65
Kylling 65
Agurk Raita 65
Kyllingekarrygryderet med rodfrugter, asparges og grøn æble-mynte relish 67
Paillarde salat af grillet kylling med hindbær, rødbeder og grillede mandler 69
Kyllingefileter fyldt med broccoli, frisk tomatsauce og Cæsarsalat 72
Grillet kylling shawarma wraps med krydrede grøntsager og pinjenøddedressing 75
Ovnbraiseret kyllingebryst med champignon, hvidløg-blomkålspuré og ristede asparges 77
Thai kyllingesuppe 79
Med citronsalviestegt kylling med endive 81
Kylling med grønne løg, brøndkarse og radise 84
Kylling Tikka Masala 86
Kyllingelår Ras el Hanout 89
Adobo kyllingelår med stjernefrugt på stuvet spinat 92
Kylling og Poblano Kål Tacos med Chipotle Mayonnaise 94
Kyllingegryderet med gulerødder og pak choi 96
Orange-Cashew Kylling Stur-Frys med Peberfrugt i Salat Wraps 98
Vietnamesisk kylling med kokos og citrongræs 100
Grillet kylling og escarole salat med æbler 103
Toscansk kyllingesuppe med grønkålsbånd 105
Kyllingelarb 107
Kyllingeburgere med Sichuan Cashew sauce 109

Sichuan cashewsauce..........109
Tyrkisk kylling wraps..........111
Spanske korniske kyllinger..........113
Pistaciesteg Cornish kyllinger med rucola, abrikos og fennikelsalat..........115
Andebryst med granatæble og jicama salat..........119
Kalkunstegt med hvidløgsgulerodspuré..........121
Fyldt kalkunfilet med pestosauce og rucolasalat..........124
Krydret kalkunfilet med Cherry BBQ Sauce..........126
Kalkunfilet stuvet i vin..........128
Stegt kalkunfilet med scampi og purløgsauce..........131
Braiserede kalkunlår med rodfrugter..........133
Kalkunfrikadell med krydret løgketchup og ristede kålbåde..........135
Posole kalkun..........137
Kyllingebensbouillon..........139
Grøn Harissa laks..........143
laks   143
harissa..........143
Krydrede solsikkefrø..........143
salat   144
Grillet laks med marineret artiskokhjertesalat..........147
Hurtig ristet chili salvie laks med grøn tomat salsa..........149
laks   149
Grøn tomatsalsa..........149
Brændt laks og asparges en papillote med citron-hasselnøddepesto..........152
Krydret laks med stegte svampe og æblemos..........154
Sole en Papillote med Julienne Grøntsager..........157
Rucola Pesto Fish Tacos med røget limecreme..........159
Sål med mandelskorpe..........161
Grillede torske- og zucchinibøffer med krydret mango og basilikumsauce..........164
Riesling pocheret torsk og pesto fyldte tomater..........166
Grillet torsk i pistacie- og korianderskorpe på sød kartoffelpuré..........168
Rosmarin-mandarin torsk med ristet broccoli..........170
Karry torsk salat wraps med marineret radise..........172
Brændt kuller med citron og fennikel..........174
Snapper med pekannødder, remoulade og okra og tomater i cajun-stil..........176

Tunfrikadeller med estragon og avocado-citron-aioli 179
Stribet bas tagine 182
Helleflynder i hvidløg-reje sauce med soffrito kålblade 184
Bouillabaisse med fisk og skaldyr 187
Klassisk reje ceviche 190
Kokosskorpe rejer og spinatsalat 193
Tropiske rejer og kammusling Ceviche 195
Jamaicanske rejer i avocadoolie 197
Rejer Scampi med spinat og Radicchio 198
Krabbesalat med avocado, grapefrugt og jicama 200
Cajun Hummerhalebouillon med Estragon Aioli 202
Stegte muslinger med safran-aioli 204
Pommes frites fra Panai 204
Safran aioli 204
Forme 204
Svinede kammuslinger med rødbedesauce 207
Grillede kammuslinger med agurk-dildsalsa 210
Svinede kammuslinger med tomat, olivenolie og urtesauce 213
Kammuslinger og sauce 213
salat 213
Spidskommen ristet blomkål med fennikel og perleløg 215
Tyk tomat og aubergine sauce med spaghetti squash 217

RØGET BABY BACK RIBS MED ÆBLE-SENNEPSSAUCE

AT BLØDGØRE:1 time stående: 15 minutter rygning: 4 timers madlavning: 20 minutter udbytte: 4 portionerFOTO

RIG SMAG OG KØDFULD TEKSTURRØGET RIBBEN KALDER PÅ NOGET FRISK OG SPRØDT. NÆSTEN ENHVER COLESLAW DUER, MEN FENNIKELSLAW (SEOPSKRIFTOG ILLUSTRERETHER), ER SÆRLIG GOD.

RIBBEN
  8 til 10 stykker æble- eller hickorytræ
  3 til 3½ pund svinekam ribben
  ¼ kop røgede urter (seOpskrift)

SOVS
  1 mellemstort bageæble, skrællet, udkeret og skåret i tynde skiver
  ¼ kop hakket løg
  ¼ kop vand
  ¼ kop cidereddike
  2 spsk dijonsennep (seOpskrift)
  2 til 3 spiseskefulde vand

  1. Læg træstykkerne i blød i vand nok til at dække dem i mindst 1 time før rygning. Tøm før brug. Skær synligt fedt fra ribbenene. Fjern eventuelt den tynde hinde fra bagsiden af ribbenene. Læg ribbenene i et stort lavt fad. Drys jævnt med røgede urter; gnid med fingrene. Lad stå ved stuetemperatur i 15 minutter.

  2. Placer de forvarmede kul, drænede træstykker og vandgryde i en ryger i henhold til producentens

anvisninger. Hæld vand i gryden. Læg ribbenene med bensiden nedad på grillristen over vandpanden. (Eller læg ribbenene på ribstativet; læg ribstativet på grillristen.) Dæk til og ryg i 2 timer. Hold en temperatur på ca. 225°F i rygeren under rygeprocessen. Tilføj yderligere kul og vand, hvis det er nødvendigt for at opretholde temperatur og fugtighed.

3. I mellemtiden kombinerer du æbleskiver, løg og ¼ kop vand i en lille gryde til moppesaucen. Lad det koge; sænke temperaturen. Lad det simre, tildækket, 10 til 12 minutter, eller indtil æbleskiverne er meget bløde, rør af og til. Afkøl let; overfør det udrænede æble og løg til en foodprocessor eller blender. Dæk til og bearbejd eller blend indtil glat. Kom pureen tilbage i gryden. Rør eddike og dijonsennep i. Kog over medium varme i 5 minutter, mens du rører af og til. Tilsæt 2 til 3 spiseskefulde vand (eller mere, hvis det er nødvendigt) for at bringe saucen til konsistensen af en vinaigrette. Del saucen i tre.

4. Efter 2 timer pensles du generøst ribbenene med en tredjedel af moppesaucen. Dæk til og ryg i yderligere 1 time. Pensl igen med endnu en tredjedel af moppesaucen. Pak hver plade af ribben ind i kraftig folie og returner ribbenene til rygeren, overlapp om nødvendigt. Dæk til og ryg i yderligere 1 til 1 ½ time, eller indtil ribbenene er møre.*

5. Tag ribbenene ud af emballagen og pensl dem med den resterende tredjedel af moppesaucen. Til servering skærer du ribbenene mellem knoglerne.

*Tip: For at teste spareribsets mørhed skal du forsigtigt fjerne folien fra en af ribbensskiverne. Tag fat i ribbepladen med en tang og hold pladen i den øverste fjerdedel af pladen. Vend ribbenbøffen, så den kødfulde side vender nedad. Hvis ribbenene er møre, skal pladen begynde at smuldre, når du tager den op. Hvis den ikke er mør, så pak den ind i folie igen og fortsæt med at ryge ribbenene, indtil de er færdige.

BAGT BBQ COUNTRY STYLE SVINEKØD RIBBEN MED FRISK ANANAS COLESLAW

FORBEREDELSE: 20 minutter tilberedning: 8 minutter tilberedning: 1 time 15 minutter Udbytte: 4 portioner

BONDEKOTELETTER ER KØDFULDE, BILLIGT, OG NÅR DET BEHANDLES ORDENTLIGT, SÅSOM LANGSOMT-KOGT OG LANGSOMT-TILBEREDT I EN ROD AF BARBECUESAUCE, BLIVER DET MELET OG BLØDT.

2 pounds udbenet land stil svinekød ribben
¼ tsk sort peber
1 spsk raffineret kokosolie
½ kop frisk appelsinjuice
1½ kop BBQ sauce (se Opskrift)
3 kopper strimlet grøn- og/eller rødkål
1 kop revet gulerødder
2 kopper hakket ananas
⅓ kop klar citrusvinaigrette (se Opskrift)
barbecuesauce (se Opskrift) (valgfrit)

1. Forvarm ovnen til 350°F. Drys svinekød med peber. Varm kokosolien op i en meget stor gryde ved middel varme. Tilsæt koteletter; kog 8 til 10 minutter eller indtil de er gyldne og brune jævnt. Placer ribbenene i en 3-quart rektangulær bradepande.

2. Til saucen, tilsæt appelsinjuice til stegepanden og rør rundt for at skrabe brunede stykker op. Rør 1½ kop barbecuesauce i. Hæld saucen over ribbenene. Vend

ribbenene for at beklæde dem med saucen (brug eventuelt en wienerbrødsbørste til at pensle saucen på ribbenene). Dæk bageformen tæt med alufolie.

3. Kog ribbenene i 1 time. Fjern folien og pensl ribbenene med sauce fra bageformen. Kog ca. 15 minutter længere, eller indtil ribbenene er møre og brune, og saucen er tyknet lidt.

4. Bland imens kål, gulerødder, ananas og lys citrusdressing til ananassalaten. Dæk til og stil på køl indtil servering.

5. Server spareribsene med coleslaw og eventuelt ekstra barbecuesauce.

KRYDRET SVINEGULASCH

FORBEREDELSE:20 minutter madlavning: 40 minutter gør: 6 portioner

DENNE UNGARSKE GRYDERET SERVERESPÅ EN SENG AF SPRØD, KNAP VISNET KÅL TIL EN UNIK RET. KNUS KOMMENFRØENE I EN MORTER OG STØDER, HVIS DU HAR EN. DU KAN OGSÅ SMADRE DEM UNDER DEN BREDE SIDE AF EN KOKKEKNIV VED FORSIGTIGT AT TRYKKE PÅ BLADET MED DIN KNYTNÆVE.

GULASCH
  1½ pund hakket svinekød
  2 kopper hakket rød, orange og/eller gul peberfrugt
  ¾ kop finthakket rødløg
  1 lille frisk rød peberfrugt, frøet og finthakket (se punkt)
  4 teskefulde røgede urter (se Opskrift)
  1 tsk kommenfrø, knust
  ¼ teskefuld malet merian eller oregano
  1 dåse (14 oz) tomater i tern uden salt, udrænet
  2 spsk rødvinseddike
  1 spsk fintrevet citronskal
  ⅓ kop hakket frisk persille

KÅL
  2 spsk olivenolie
  1 mellemstor løg, skåret i skiver
  1 lille grøn- eller rødkål, udsået og skåret i tynde skiver

1. Til gullasch, i en stor hollandsk ovn, tilbered kværnet svinekød, peberfrugt og løg ved middel varme i 8 til 10 minutter, eller indtil svinekødet ikke længere er lyserødt, og grøntsagerne er møre, under omrøring med en træske. at knække kødet. Dræn fedtet. Reducer varmen til lav; tilsæt rød peber, røgede krydderurter, kommenfrø og merian. Dæk til og kog i 10 minutter. Tilsæt udrænede tomater og eddike. Lad det koge; sænke temperaturen. Lad det simre, tildækket, i 20 minutter.

2. Imens til kålen, i en meget stor stegepande, opvarm olien ved middel varme. Tilsæt løg og steg indtil det er blødt, cirka 2 minutter. Tilsæt kål; rør for at kombinere. Skru ned for varmen. Kog ca. 8 minutter, eller indtil kålen er mør, under omrøring af og til.

3. Til servering lægges lidt af kålblandingen på en tallerken. Pynt med gullasch og drys med citronskal og persille.

MARINARA ITALIENSKE PØLSEKUGLER MED HAKKET FENNIKEL OG STEGTE LØG

FORBEREDELSE: 30 minutter madlavning: 30 minutter madlavning: 40 minutter gør: 4 til 6 portioner

DENNE OPSKRIFT ER ET SJÆLDENT EKSEMPEL AF ET DÅSEPRODUKT, DER PRÆSTERER LIGE SÅ GODT, HVIS IKKE BEDRE, END DEN FRISKE VERSION. MEDMINDRE DU HAR MEGET, MEGET MODNE TOMATER, FÅR DU IKKE LIGE SÅ GOD KONSISTENS I EN SAUCE MED FRISKE TOMATER, SOM DU FÅR MED DÅSETOMATER. BARE SØRG FOR AT BRUGE ET PRODUKT UDEN TILSAT SALT OG ENDNU BEDRE ØKOLOGISK.

FRIKADELLER
- 2 store æg
- ½ kop mandelmel
- 8 fed hvidløg, finthakket
- 6 spsk tør hvidvin
- 1 spsk paprikapulver
- 2 tsk sort peber
- 1 tsk fennikelfrø, let knust
- 1 tsk tørret oregano, knust
- 1 tsk tørret timian, stødt
- ¼ til ½ tsk cayennepeber
- 1½ pund hakket svinekød

MARINARA
- 2 spsk olivenolie

2 dåser 15 oz knuste tomater uden salt eller en 28 oz
   dåse knuste tomater uden salt

½ kop hakket frisk basilikum

3 mellemstore fennikelløg, halveret, udkernet og skåret i
   tynde skiver

1 stort sødt løg, halveret og skåret i tynde skiver

1. Forvarm ovnen til 375°F. Beklæd en storrandet bageplade med bagepapir; lægge til side. I en stor skål piskes æg, mandelmel, 6 finthakkede hvidløgsfed, 3 spsk vin, paprikapulver, 1½ tsk sort peber, fennikelfrø, oregano, timian og cayennepeber sammen. Tilføj svinekød; Bland godt. Form svinekødsblandingen til 1½-tommer frikadeller (skal lave ca. 24 frikadeller); arrangere i et enkelt lag på den forberedte bageplade. Bages i cirka 30 minutter, eller indtil de er let brunede, vend én gang under bagningen.

2. Imens opvarmes 1 spsk olivenolie til marinarasaucen i en 4-6 liters gryde. Tilsæt de resterende 2 hakkede fed hvidløg; kog ca. 1 minut eller indtil begynder at brune. Tilsæt hurtigt de resterende 3 spsk vin, de knuste tomater og basilikum. Lad det koge; sænke temperaturen. Lad det simre uden låg i 5 minutter. Rør forsigtigt de kogte frikadeller i marinarasaucen. Dæk til og lad det simre i 25 til 30 minutter.

3. Imens opvarmes den resterende spiseskefuld olivenolie i en stor stegepande ved middel varme. Rør den hakkede fennikel og løg i. Kog 8 til 10 minutter eller indtil de er møre og let brunede, under jævnlig omrøring. Smag til med den resterende ½ tsk sort

peber. Anret frikadeller og marinara sauce over fennikel og løg sauter.

ZUCCHINIBAKKER FYLDT MED SVINEKØD, BASILIKUM OG PINJEKERNER

FORBEREDELSE:20 minutter tilberedning: 22 minutter tilberedning: 20 minutter giver: 4 portioner

BØRN VIL ELSKE DENNE SJOVE RET AT SPISEUDHULET ZUCCHINI FYLDT MED HAKKET SVINEKØD, TOMATER OG PEBERFRUGT. RØR EVENTUELT 3 SPSK BASILIKUMPESTO I (SE SIDEOPSKRIFT) I STEDET FOR FRISK BASILIKUM, PERSILLE OG PINJEKERNER.

2 mellemstore zucchini

1 spsk ekstra jomfru olivenolie

12 ounce hakket svinekød

¾ kop hakket løg

2 fed hvidløg, hakket

1 kop hakkede tomater

⅔ kop hakket gul eller orange peberfrugt

1 tsk fennikelfrø, let knust

½ tsk knuste røde peberflager

¼ kop hakket frisk basilikum

3 spsk hakket frisk persille

2 spsk ristede pinjekerner (sepunkt) og hakkes groft

1 tsk fintrevet citronskal

1. Forvarm ovnen til 350°F. Skær zucchinien i halve på langs og skrab forsigtigt midten ud, efterlad et ¼ tomme tykt skind. Hak zucchini frugtkødet groft og

stil til side. Læg courgettehalvdelene med snitsiden opad på en bageplade med folie.

2. Til fyldet opvarmes olivenolien i en stor stegepande ved middel varme. Tilsæt hakket svinekød; kog indtil det ikke længere er rosa, rør med en træske for at bryde kødet op. Dræn fedtet. Reducer varmen til medium. Tilføj reserveret zucchini frugtkød, løg og hvidløg; kog og rør omkring 8 minutter eller indtil løget er blødt. Rør tomater, peberfrugt, fennikelfrø og stødt rød peber i. Kog i cirka 10 minutter, eller indtil tomaterne er møre og begynder at blive nedbrudt. Tag gryden af varmen. Rør basilikum, persille, pinjekerner og citronskal i. Fordel fyldet mellem zucchiniskallerne, så der dannes en lille bunke.

ANANAS KARRY SVINEKØD 'NOODLE' SKÅLE MED KOKOSMÆLK OG URTER

FORBEREDELSE:30 minutter tilberedning: 15 minutter tilberedning: 40 minutter Udbytte: 4 portionerFOTO

1 stor spaghetti squash
2 spsk raffineret kokosolie
1 pund hakket svinekød
2 spsk finthakkede skalotteløg
2 spsk frisk limesaft
1 spsk hakket frisk ingefær
6 fed hvidløg, finthakket
1 spsk hakket citrongræs
1 spsk rød karry i thailandsk stil uden tilsat salt
1 kop hakket rød peber
1 kop hakket løg
½ kop julienerede gulerødder
1 mini bok choy, skåret i skiver (3 kopper)
1 kop skåret friske svampe
1 eller 2 thailandske fugle chilipeber, skåret i tynde skiver (sepunkt)
1 dåse 13,5 oz naturlig kokosmælk (såsom Nature's Way)
½ kop hønsefond (seOpskrift) eller hønsefond uden salt
¼ kop frisk ananasjuice
3 spsk usaltet cashewsmør uden tilsat olie
1 kop frisk ananas i tern i tern

Limebåde

Frisk koriander, mynte og/eller thaibasilikum

Hakkede ristede cashewnødder

1. Forvarm ovnen til 400°F. Varm spaghetti-squashen i mikrobølgeovnen ved høj effekt i 3 minutter. Skær forsigtigt græskarret i halve på langs og skrab kernerne ud. Gnid 1 spsk kokosolie på de afskårne sider af græskarret. Læg græskarhalvdelene med snitsiden nedad på en bageplade. Bag i 40 til 50 minutter, eller indtil squashen nemt kan gennembores med en kniv. Skrab kødet fra skallerne med tænderne fra en gaffel og hold det varmt indtil servering.

2. I mellemtiden, i en mellemstor skål, kombinere svinekød, grønne løg, limesaft, ingefær, hvidløg, citrongræs og karrypulver; Bland godt. I en meget stor stegepande opvarmes den resterende spiseskefuld kokosolie over medium varme. Tilføj svinekød blanding; kog indtil det ikke længere er rosa, rør med en træske for at bryde kødet op. Tilsæt peber, løg og gulerod; kog og rør rundt i cirka 3 minutter, eller indtil grøntsagerne er sprøde-møre. Rør bok choy, champignon, chilipeber, kokosmælk, hønsefond, ananasjuice og cashewsmør i. Lad det koge; sænke temperaturen. Tilføj ananas; lad det simre uden låg, indtil det er gennemvarmet.

3. For at servere fordeles spaghetti-squashen mellem fire serveringsskåle. Hæld svinekarryen over græskarret. Server med limebåde, krydderurter og cashewnødder.

KRYDREDE GRILLEDE SVINEKØDSFRIKADELLER MED KRYDRET AGURKESLAW

FORBEREDELSE: 30 minutter grill: 10 minutter indstilling: 10 minutter gør: 4 portioner

SPRØD AGURKESALATSMAGT TIL MED FRISK MYNTE ER EN FORFRISKENDE OG FORFRISKENDE TILFØJELSE TIL KRYDREDE SVINEKØDSBURGERE.

- ⅓ kop olivenolie
- ¼ kop hakket frisk mynte
- 3 spsk hvidvinseddike
- 8 fed hvidløg, finthakket
- ¼ tsk sort peber
- 2 mellemstore agurker, meget tynde skiver
- 1 lille løg, skåret i tynde skiver (ca. ½ kop)
- 1¼ til 1½ pund hakket svinekød
- ¼ kop hakket frisk koriander
- 1 til 2 mellemstore friske jalapeño eller serrano peberfrugter, frøet (hvis det ønskes) og finthakket (sepunkt)
- 2 mellemstore røde peberfrugter, frøet og delt i kvarte
- 2 teskefulde olivenolie

1. I en stor skål piskes ⅓ kop olivenolie, mynte, eddike, 2 hakkede fed hvidløg og sort peber sammen. Tilsæt agurkeskiver og løg. Rør indtil godt belagt. Dæk til og stil på køl indtil servering, rør en eller to gange.

2. Kombiner svinekød, koriander, chilipeber og de resterende 6 hakkede fed hvidløg i en stor skål. Form til fire ¾-tommer tykke bøffer. Pensl peberfjerdingerne let med de 2 teskefulde olivenolie.

3. Til en kul- eller gasgrill placeres bøffer og peberbåde direkte over medium varme. Dæk til og grill, indtil et termometer, der er sat ind i siderne af svinekødsfrikadellerne, registrerer 160°F, og peberbåde er møre og let forkullede, og vend bøfferne og peberbåde én gang halvvejs gennem tilberedningen. Tillad 10 til 12 minutter til bøfferne og 8 til 10 minutter til peberkvarterne.

4. Når peberbådene er færdige, pakkes de ind i et stykke alufolie for at omslutte dem helt. Lad stå i cirka 10 minutter eller indtil køligt nok til at håndtere. Pil forsigtigt skindet fra peberfrugterne med en skarp kniv. Skær peberfrugten i kvarte på langs.

5. Til servering skal du ske med agurkesalaten og fordele jævnt mellem fire store tallerkener. Læg en svinemørbrad på hver tallerken. Stabel de røde peberskiver jævnt på bøfferne.

ZUCCHINI CRUST PIZZA MED SOLTØRRET TOMATPESTO, PEBERFRUGT OG ITALIENSK PØLSE

FORBEREDELSE: 30 minutter madlavning: 15 minutter madlavning: 30 minutter gør: 4 portioner

DET ER EN PIZZA MED KNIV OG GAFFEL. SØRG FOR AT PRESSE PØLSEN OG PEBERFRUGTEN LET NED I DEN PESTO-DÆKKEDE SKORPE, SÅ TOPPINGEN KLÆBER NOK TIL AT SKÆRE PIZZAEN RENT.

- 2 spsk olivenolie
- 1 spsk fintmalede mandler
- 1 stort æg, let pisket
- ½ kop mandelmel
- 1 spsk hakket frisk oregano
- ¼ tsk sort peber
- 3 fed hvidløg, hakket
- 3½ kopper revet zucchini (2 mellemstore)
- Italiensk pølse (se_Opskrift_, nedenfor)
- 1 spsk ekstra jomfru olivenolie
- 1 peberfrugt (gul, rød eller halvdelen af hver), renset og skåret i meget tynde strimler
- 1 lille løg, skåret i tynde skiver
- Soltørret tomatpesto (se_Opskrift_, nedenfor)

1. Forvarm ovnen til 425°F. Pensl en 12 tommer pizzapande med de 2 spsk olivenolie. Drys med malede mandler; lægge til side.

2. Til skorpen kombineres æg, mandelmel, oregano, sort peber og hvidløg i en stor skål. Læg den revne zucchini i et rent viskestykke eller et stykke osteklæde. pak godt

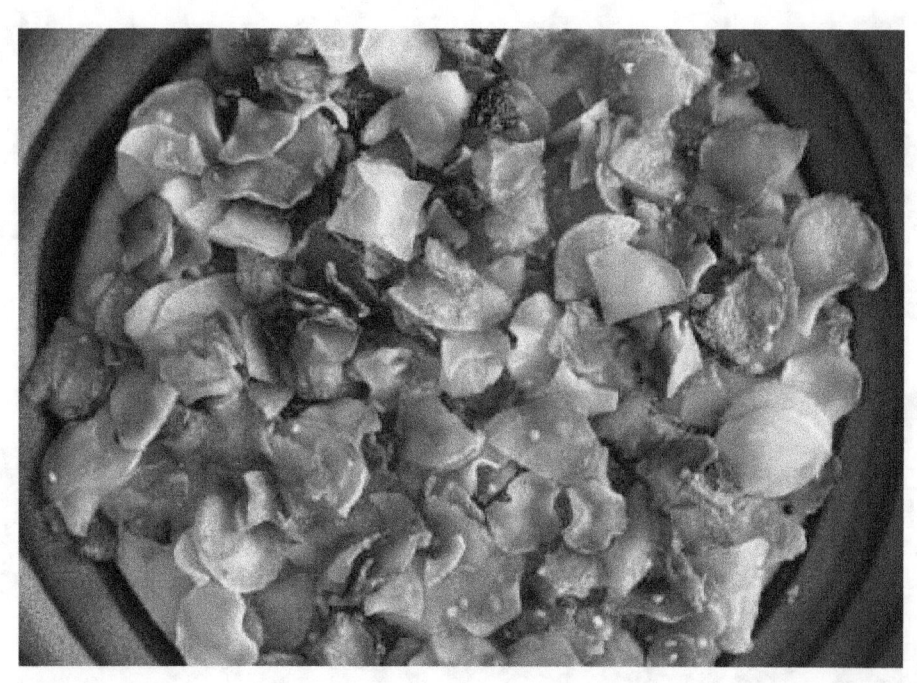

CITRON-KORIANDER RØGET LAMMELÅR MED GRILLEDE ASPARGES

AT BLØDGØRE:30 minutter Tilberedning: 20 minutter Grill: 45 minutter Start: 10 minutter Gør: 6-8 portioner

ENKEL, MEN ELEGANT, EGENSKABER VED DENNE RETTO INGREDIENSER, DER FÅR DERES FULDE BETYDNING OM FORÅRET: LAM OG ASPARGES. RISTNING AF KORIANDERFRØ FORSTÆRKER DEN VARME, JORDAGTIGE OG LET SYRLIGE SMAG.

- 1 kop hickory træflis
- 2 spsk korianderfrø
- 2 spsk fintrevet citronskal
- 1½ tsk sort peber
- 2 spsk hakket frisk timian
- 1 udbenet lammekølle, 2 til 3 pund
- 2 bundter friske asparges
- 1 spsk olivenolie
- ¼ tsk sort peber
- 1 citron, skåret i tern

1. Mindst 30 minutter før røgtilberedning, i en skål, blød hickorychipsene i vand nok til at dække; lægge til side. I mellemtiden rister du korianderfrøene i en lille stegepande ved middel varme i ca. 2 minutter, eller indtil de er duftende og sprøde, under jævnlig omrøring. Fjern frø fra stegepanden; Lad afkøle. Når frøene er afkølet, knuses de groft i en morter (eller læg frøene på et skærebræt og knus dem med

bagsiden af en træske). I en lille skål kombineres malede korianderfrø, citronskal, 1½ tsk peber og timian; lægge til side.

2. Fjern mørbraden fra lammestegen, hvis der er en. Åbn stegen på en arbejdsflade med fedtsiden nedad. Drys halvdelen af krydderiblandingen over kødet; gnid med fingrene. Rul stegen sammen og bind den med fire til seks stykker køkkengarn af 100 % bomuld. Drys den resterende krydderiblanding ud over stegens yderside og tryk let for at klæbe.

3. Til en kulgrill: Arranger de moderat varme gløder omkring en drypbakke. Test medium varme over panden. Drys de afdryppede træflis over kullene. Læg lammestegen på grillristen over grillpanden. Dæk til og ryg i 40-50 minutter for medium færdighed (145°F). (For en gasgrill, forvarm grillen. Reducer varmen til medium. Juster til indirekte tilberedning. Røg som ovenfor, men tilsæt drænede træflis i henhold til producentens anvisninger.) Dæk stegen med folie. Lad stå i 10 minutter før skæring.

4. Skær imens de træede ender af aspargesene. I en stor skål, smid asparges med olivenolie og ¼ teskefuld peber. Læg aspargesene langs grillens yderkanter, direkte over kullene og vinkelret på grillristen. Dæk til og grill i 5-6 minutter, indtil de er færdige. Pres citronbåde ud over aspargesene.

5. Fjern garnet fra lammestegen og skær kødet i tynde skiver. Server kødet med grillede asparges.

LAMMEFONDUE

FORBEREDELSE:30 minutters tilberedning: 2 timer 40 minutter udbytte: 4 portioner

VARM OP MED DENNE LÆKRE GRYDERETEN EFTERÅRS- ELLER VINTERNAT. GRYDERETTEN SERVERES PÅ EN FLØJLSBLØD PURÉ AF KNOLDSELLERI OG PASTINAK KRYDRET MED DIJONSENNEP, CASHEWCREME OG PURLØG. BEMÆRK VENLIGST: KNOLDSELLERI KALDES OGSÅ NOGLE GANGE KNOLDSELLERI.

10 sorte peberkorn

6 salvieblade

3 hele peberfrugter

2 2-tommer strimler af appelsinskal

2 pund udbenet lammeskulder

3 spiseskefulde olivenolie

2 mellemstore løg, groft hakket

1 dåse (14,5 ounce) tomater i tern uden salt, udrænet

1½ dl oksebensbouillon (se_Opskrift_) eller oksefond uden salt

¾ kop tør hvidvin

3 store fed hvidløg, knust og pillet

2 pund knoldselleri, skrællet og skåret i 1-tommers terninger

6 mellemstore pastinakker, skrællet og skåret i 1-tommers skiver (ca. 2 pund)

2 spsk olivenolie

2 spsk cashewcreme (se_Opskrift_)

1 spsk dijonsennep (se Opskrift)

¼ kop hakket purløg

1. Til bouquet garni, skær en 7-tommer firkant af ostelærred. Læg pebernødder, salvie, allehånde og appelsinskal i midten af osteklædet. Løft hjørnerne af osteklædet og bind dem godt fast med rent køkkengarn af 100 % bomuld. Læg til side.

2. Trim fedtet fra lammeskulderen; skær lam i 1-tommers stykker. I en hollandsk ovn opvarmes 3 spsk olivenolie over medium varme. Kog lam, i partier, hvis det er nødvendigt, i varm olie, indtil det er brunt; Tag den af panden og hold den varm. Tilføj løg til stegepanden; kog 5 til 8 minutter, eller indtil de er bløde og let brunede. Tilsæt bouquet garni, udrænede tomater, 1¼ dl oksefond, vin og hvidløg. Lad det koge; sænke temperaturen. Lad det simre i 2 timer under omrøring af og til. Fjern og kassér bouquet garni.

3. Læg imens knoldselleri og pastinak i en stor gryde til puréen; dække med vand. Bring i kog ved middel varme; skru ned for varmen. Dæk og lad det simre forsigtigt i 30 til 40 minutter, eller indtil grøntsagerne er meget møre, når de gennembores med en gaffel. Dræning; kom grøntsagerne i en foodprocessor. Tilsæt resterende ¼ kop oksebensbouillon og 2 spsk olie; pisk indtil næsten glat, men stadig har en vis tekstur, stop en eller to gange for at skrabe ned ad siderne. Læg puréen i en skål. Rør cashewcremen, sennep og purløg i.

4. Fordel puréen i fire skåle til servering; dæk med en gryde med lam.

LAMMEGRYDERET MED KNOLDSELLERI NUDLER

FORBEREDELSE:Madlavning i 30 minutter: 1h30 giver: 6 portioner

KNOLDSELLERI HAR EN MEGET ANDERLEDES TILGANGI DENNE GRYDERET DANNER DU LAM I GRYDEN (SE[OPSKRIFT](#)). EN MANDOLINSKÆRER BRUGES TIL AT LAVE MEGET TYNDE STRIMLER AF SØD, NØDDEAGTIG GULEROD. "NUDLERNE" SIMRER I STUVNINGEN, INDTIL DE ER KOGTE.

- 2 teskefulde citronurtekrydderier (se[Opskrift](#))
- 1½ pund stuvet lam, skåret i 1-tommers terninger
- 2 spsk olivenolie
- 2 kopper hakkede løg
- 1 kop hakkede gulerødder
- 1 kop majroer i tern
- 1 spiseskefuld hakket hvidløg (6 fed)
- 2 spsk tomatpuré uden salt
- ½ kop tør rødvin
- 4 kopper oksebensbouillon (se[Opskrift](#)) eller oksefond uden salt
- 1 laurbærblad
- 2 kopper butternut squash skåret i 1-tommers terninger
- 1 kop aubergine i tern
- 1 pund knoldselleri, skrællet
- Frisk hakket persille

1. Forvarm ovnen til 250°F. Drys citronurterne jævnt over lammet. Kast forsigtigt til belægning. Opvarm en

6-8 liter hollandsk ovn over medium varme. Tilsæt 1 spsk olivenolie og halvdelen af det krydrede lam til bradepanden. Brun kødet på alle sider i den varme olie; overfør det brunede kød til en tallerken og gentag med det resterende lam og olivenolie. Reducer varmen til medium.

2. Kom løg, gulerødder og majroer i gryden. Kog og rør grøntsager i 4 minutter; tilsæt hvidløg og tomatpure og steg i 1 minut mere. Tilsæt rødvin, oksefond, laurbærblad, reserveret kød og eventuel saft, der har samlet sig i gryden. Bring blandingen i kog. Dæk til og sæt gryden i den forvarmede ovn. Bages i 1 time. Rør butternut squash og aubergine i. Kom tilbage i ovnen og bag i yderligere 30 minutter.

3. Mens du bager stuvningen, brug en mandolin til at skære knoldsellerien i meget tynde skiver. Skær knoldselleriskiverne i ½ cm brede strimler. (Du skal have ca. 4 kopper.) Rør knoldselleristrimlerne i stuvningen. Lad det simre i cirka 10 minutter eller indtil de er møre. Fjern og kassér laurbærbladet, inden gryderet serveres. Drys hver portion med hakket persille.

FRANSKE LAMMEKOTELETTER MED GRANATÆBLE-DADDELCHUTNEY

FORBEREDELSE: Kog 10 minutter: 18 minutter Afkøling: 10 minutter Udbytte: 4 portioner

UDTRYKKET "FRANSK" REFERERER TIL ET RIBBENHVORFRA FEDT, KØD OG BINDEVÆV ER FJERNET MED EN SKARP SKÆREKNIV. DET GIVER EN ATTRAKTIV PRÆSENTATION. BED DIN SLAGTER OM AT GØRE DET, ELLER DU KAN GØRE DET SELV.

CHUTNEY
- ½ kop usødet granatæblejuice
- 1 spsk frisk citronsaft
- 1 skalotteløg, pillet og skåret i tynde ringe
- 1 tsk fintrevet appelsinskal
- ⅓ kop hakkede Medjoul dadler
- ¼ tsk stødt rød peber
- ¼ kop granatæblekerner*
- 1 spsk olivenolie
- 1 spsk hakket frisk italiensk persille

LAMMEKOTELETTER
- 2 spsk olivenolie
- 8 franske lammekoteletter

1. Til chutneyen blandes granatæblesaft, citronsaft og skalotteløg i en lille stegepande. Lad det koge; sænke temperaturen. Lad det simre uden låg i 2 minutter. Tilsæt appelsinskal, dadler og stødt rød peber. Lad stå

indtil det er afkølet, cirka 10 minutter. Rør granatæblekernerne, 1 spsk olivenolie og persille i. Opbevares ved stuetemperatur indtil servering.

2. Til koteletterne opvarmes 2 spsk olivenolie i en stor stegepande over medium varme. Arbejd i partier, tilsæt koteletter til stegepanden og kog 6 til 8 minutter til medium-sjælden (145°F), vend én gang. Top koteletter med chutney.

*Bemærk: Friske granatæbler og deres arils, eller frø, er tilgængelige fra oktober til februar. Hvis du ikke kan finde dem, så brug usødede tørrede frø til at gøre chutneyen sprød.

CHIMICHURRI LAMMEKOTELETTER MED SAUTERET RADICCHIO SALAT

FORBEREDELSE:30 minutters marinering: 20 minutter tilberedning: 20 minutter udbytte: 4 portioner

I ARGENTINA ER CHIMICHURRI DET MEST POPULÆRE KRYDDERIPÅ DETTE LANDS BERØMTE GRILLEDE BØF I GAUCHO-STIL. DER ER MANGE VARIATIONER, MEN DEN TYKKE URTESAUCE LAVES SOM REGEL MED PERSILLE, KORIANDER ELLER OREGANO, SKALOTTELØG OG/ELLER HVIDLØG, STØDT RØD PEBER, OLIVENOLIE OG RØDVINSEDDIKE. DEN ER FREMRAGENDE PÅ EN GRILLET BØF, MEN LIGE SÅ GENIAL TIL RISTEDE ELLER BAGTE LAMMEKOTELETTER, KYLLING OG SVINEKØD.

- 8 lammekoteletter, skåret 2,5 cm tykke
- ½ kop Chimichurri sauce (seOpskrift)
- 2 spsk olivenolie
- 1 sødt løg, halveret og skåret i skiver
- 1 tsk spidskommen, knust*
- 1 fed hvidløg, hakket
- 1 hoved radicchio, udkernet og skåret i tynde strimler
- 1 spsk balsamicoeddike

1. Læg lammekoteletterne i en meget stor skål. Dryp med 2 spsk Chimichurri sauce. Brug fingrene til at gnide saucen over hele overfladen af hver kotelet. Lad koteletterne marinere i 20 minutter ved stuetemperatur.

2. I mellemtiden, til den sauterede radicchio-salat, opvarmes 1 spsk olivenolie i en meget stor stegepande. Tilsæt løg, spidskommen og hvidløg; kog 6 til 7 minutter, eller indtil løgene er bløde, under jævnlig omrøring. Tilsæt radicchioen; kog 1 til 2 minutter, eller indtil radicchio blødgøres lidt. Læg coleslawen i en stor skål. Tilsæt balsamicoeddike og bland det godt sammen. Dæk til og hold varmt.

3. Tør gryden af. Tilsæt den resterende spiseskefuld olivenolie til gryden og varm op over medium varme. Tilsæt lammekoteletter; reducere varmen til medium. Kog 9 til 11 minutter eller indtil den ønskede færdighed, vend koteletterne lejlighedsvis med en tang.

4. Server koteletter med coleslaw og resterende Chimichurri sauce.

*Bemærk: Brug en morter og støder til at knuse spidskommenfrø eller læg frøene på et skærebræt og knus dem med en kokkekniv.

ANCHO OG SALVIE GNED LAMMEKOTELETTER MED GULEROD OG SØD KARTOFFEL REMOULADE

FORBEREDELSE: 12 minutter Chill: 1-2 timer Grill: 6 minutter
Giver: 4 portioner

DER FINDES TRE TYPER LAMMEKOTELETTER. TYKKE, KØDFULDE KOTELETTER LIGNER SMÅ MØRBRADBØFFER. SVINEKOTELETTER, SOM ER NÆVNT HER, LAVES VED AT SKÆRE MELLEM KNOGLERNE PÅ EN LAMMESTANG. DE ER MEGET ØMME OG HAR EN ATTRAKTIV LANG KNOGLE PÅ SIDEN. DE SERVERES OFTE STEGTE ELLER GRILLEDE. ØKONOMI-SKULDERKOTELETTER ER LIDT FEDERE OG MINDRE MØRE END DE TO ANDRE TYPER. DE BRUNES BEDST OG SIMRES DEREFTER I VIN, BOUILLON OG TOMATER ELLER EN KOMBINATION AF DISSE.

- 3 mellemstore gulerødder, groft revet
- 2 små søde kartofler, julienne* eller groft revet
- ½ kop Paleo Mayo (se Opskrift)
- 2 spsk frisk citronsaft
- 2 teskefulde dijonsennep (se Opskrift)
- 2 spsk hakket frisk persille
- ½ tsk sort peber
- 8 lammekoteletter, skåret ½ til ¾ tomme tykke
- 2 spsk hakket frisk salvie eller 2 teskefulde tørret salvie, knust
- 2 tsk stødt anchopeber
- ½ tsk hvidløgspulver

1. Til remoulade kombineres gulerødder og søde kartofler i en mellemstor skål. Kombiner paleo-mayonnaise, citronsaft, Dijon-stil sennep, persille og sort peber i en lille skål. Hæld over gulerødder og søde kartofler; kaste til belægning. Dæk og stil på køl 1 til 2 timer.

2. Kombiner i mellemtiden salvie, anchopeber og hvidløgspulver i en lille skål. Gnid krydderiblandingen over lammekoteletterne.

3. Til en kul- eller gasgrill placeres lammekoteletterne på en grill direkte over middel varme. Dæk til og grill i 6 til 8 minutter for medium-sjælden (145°F) eller 10 til 12 minutter for medium (150°F), vend halvvejs gennem tilberedningstiden.

4. Server lammekoteletterne med remouladen.

*Bemærk: Brug en mandolin med juliennetilbehør til at skære de søde kartofler.

LAMMEKOTELETTER MED SKALOTTELØG, MYNTE OG OREGANO

FORBEREDELSE: 20 minutter marinade: 1 til 24 timer stegning: 40 minutter grill: 12 minutter tilberedning: 4 portioner

SOM MED DE FLESTE MARINEREDE KØD, JO LÆNGERE TID DU LADER KRYDDERIBLANDINGEN LIGGE PÅ LAMMEKOTELETTERNE INDEN TILBEREDNING, JO MERE VELSMAGENDE BLIVER DE. DER ER ÉN UNDTAGELSE FRA DENNE REGEL, OG DET ER, NÅR DU BRUGER EN MARINADE, DER INDEHOLDER MEGET SURE INGREDIENSER SÅSOM CITRONSAFT, EDDIKE OG VIN. HVIS DU LADER KØDET LIGGE I EN SUR MARINADE FOR LÆNGE, BEGYNDER DET AT BRYDE NED OG BLIVE GRØDET.

LAM
- 2 spsk finthakket skalotteløg
- 2 spsk finthakket frisk mynte
- 2 spsk finthakket frisk oregano
- 5 teskefulde middelhavsurter (se Opskrift)
- 4 teskefulde olivenolie
- 2 fed hvidløg, hakket
- 8 lammekoteletter, skåret ca. 2,5 cm tykke

SALAT
- ¾ pund babybeder, trimmet
- 1 spsk olivenolie
- ¼ kop frisk citronsaft

¼ kop olivenolie

1 spsk finthakket skalotteløg

1 tsk dijonsennep (se Opskrift)

6 kopper blandet grønt

4 tsk hakket purløg

1. Til lammet blandes i en lille skål 2 spsk skalotteløg, mynte, oregano, 4 tsk middelhavsurter og 4 tsk olivenolie. Drys marinaden over lammekoteletterne; gnid med fingrene. Læg koteletter på tallerken; dæk med plastfolie og stil på køl i mindst 1 time eller op til 24 timer for at marinere.

2. Til salaten forvarm ovnen til 200°C. Gnid rødbederne godt; skåret i tern. Læg i en 2 liters bradepande. Dryp med 1 spsk olivenolie. Dæk skålen med aluminiumsfolie. Steg i cirka 40 minutter eller indtil rødbederne er møre. Afkøl helt. (Roder kan steges op til 2 dage i forvejen.)

3. Kombiner citronsaft, ¼ kop olivenolie, 1 spsk skalotteløg, dijonsennep og den resterende teskefuld middelhavsurter i en krukke med skruetop. Dæk og ryst godt. Kombiner rødbeder og grønt i en salatskål; bland med lidt vinaigrette.

4. Til kul- eller gasgrill: Læg koteletter på en smurt grillrist direkte over medium varme. Dæk til og grill til ønsket færdighed, vend en gang halvvejs gennem tilberedningen. Vent 12-14 minutter for medium-sjælden (145°F) eller 15-17 minutter for medium-sjælden (160°F).

5. Til servering lægges 2 lammekoteletter og lidt salat på hver af fire serveringsfade. Drys med purløg. Spring den resterende dressing over.

LAMMEBURGERE FYLDT FRA HAVEN MED RØD PEBERCOULIS

FORBEREDELSE:20 minutter stående: 15 minutter grillning: 27 minutter Udbytte: 4 portioner

EN COULIS ER INTET MERE END EN SIMPEL CREMET SAUCEBASERET PÅ FRUGT- ELLER GRØNTSAGSMOS. DEN SMUKKE, BLANKE RØDE PEBERSAUCE I DISSE LAMMEBURGERE FÅR EN DOBBELT DOSIS RØG – FRA GRILLEN OG ET STREJF AF RØGET PAPRIKA.

RØD PEBER COULIS
- 1 stor rød peberfrugt
- 1 spsk tør hvidvin eller hvidvinseddike
- 1 tsk olivenolie
- ½ tsk røget paprikapulver

HAMBURGERE
- ¼ kop hakkede usvovlede soltørrede tomater
- ¼ kop revet zucchini
- 1 spsk hakket frisk basilikum
- 2 teskefulde olivenolie
- ½ tsk sort peber
- 1½ pund hakket lammekød
- 1 æggehvide, let pisket
- 1 spsk middelhavsurter (se<u>Opskrift</u>)

1. Til rød pebercoulis placeres den røde peber på grillristen direkte over medium varme. Dæk til og grill i 15 til 20 minutter eller indtil forkullet og meget

mørt, vend peberfrugten omkring hvert 5. minut for at forkulle hver side. Fjern fra grillen og læg straks i en papirpose eller folie for at omslutte peberfrugten helt. Lad stå i 15 minutter eller indtil køligt nok til at håndtere. Fjern forsigtigt skrællen med en skarp kniv og kassér. Skær peberfrugten i kvarte på langs og fjern stilke, frø og hinde. Kom ristede peberfrugter, vin, olivenolie og røget paprika i en foodprocessor.

2. Læg i mellemtiden soltørrede tomater i en lille skål til pynt og dæk med kogende vand. Lad stå i 5 minutter; dræne. Dup de revne tomater og zucchini tørre med køkkenpapir. I en lille skål kombineres tomater, zucchini, basilikum, olivenolie og ¼ tsk sort peber; lægge til side.

3. Kombiner malet lam, æggehvider, den resterende ¼ tsk sort peber og middelhavskrydderier i en stor skål. Bland godt. Del kødblandingen i otte lige store portioner og form hver til en ¼ tomme tyk patty. Hæld toppingen over fire af bøfferne; top med de resterende bøffer og knib kanterne til for at forsegle fyldet.

4. Læg bøfferne på grillristen direkte over medium varme. Dæk til og grill 12 til 14 minutter eller indtil gennemstegt (160°F), vend én gang halvvejs gennem tilberedningen.

5. Pynt burgerne med rød pebercoulis til servering.

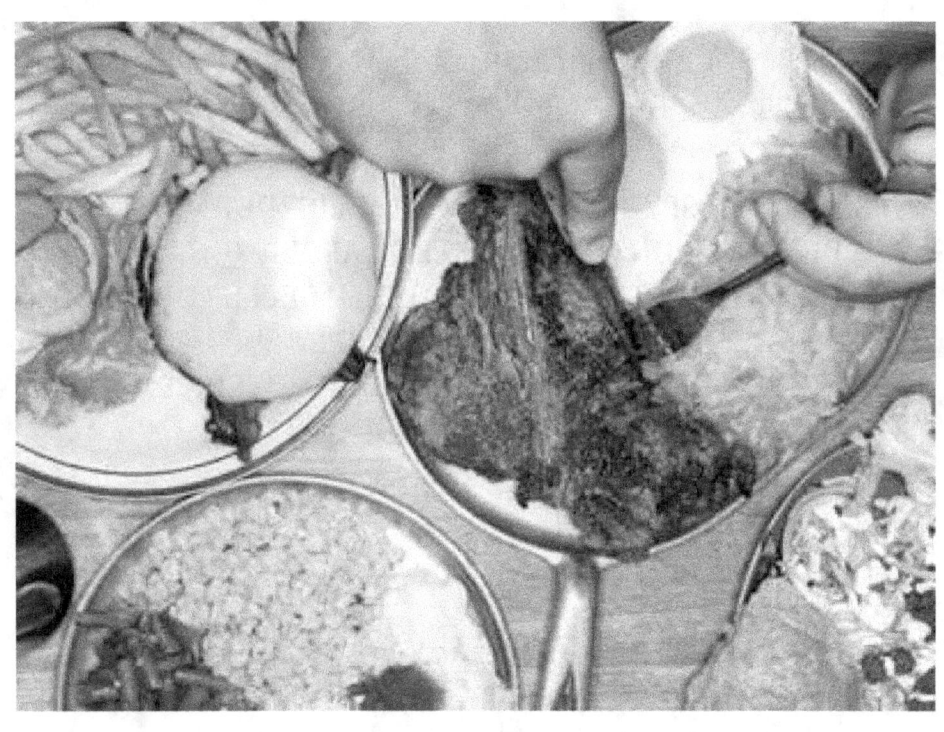

LAMMESPYD MED DOBBELT OREGANO MED TZATZIKI SAUCE

AT BLØDGØRE:30 minutter tilberedning: 20 minutter afkøling: 30 minutter grillning: 8 minutter tilberedning: 4 portioner

DISSE LAMMESPYD ER I DET VÆSENTLIGEDET MAN I MIDDELHAVET OG MELLEMØSTEN KALDER KOFTA - KRYDRET HAKKET KØD (NORMALT LAM ELLER OKSEKØD) FORMES TIL KUGLER ELLER OMKRING ET SPYD OG GRILLES DEREFTER. FRISK OG TØRRET OREGANO GIVER DEM EN FANTASTISK GRÆSK SMAG.

8 x 10 tommer træspyd

LAMMESPYD
- 1½ pund magert lam
- 1 lille løg, revet og afdryppet
- 1 spsk hakket frisk oregano
- 2 tsk tørret oregano, knust
- 1 tsk sort peber

TZATZIKI SAUCE
- 1 kop Paleo Mayo (se<u>Opskrift</u>)
- ½ stor agurk, kernet, revet og drænet
- 2 spsk frisk citronsaft
- 1 fed hvidløg, hakket

1. Læg spyd i blød i vand nok til at dække dem i 30 minutter.

2. Til lammespydene kombineres i en stor skål hakket lam, løg, frisk og tørret oregano og peber; Bland godt. Del lammeblandingen i otte lige store portioner. Form hver del omkring et halvt spyd, og lav en 5×1 tommer log. Dæk til og stil på køl i mindst 30 minutter.

3. Til tzatziki-saucen blandes i mellemtiden paleomayonnaise, agurk, citronsaft og hvidløg i en lille skål. Dæk til og stil på køl indtil servering.

4. Til en kul- eller gasgrill placeres lammespydene direkte på grillristen ved middel varme. Dæk til og grill ved middel varme (160°F) i ca. 8 minutter, vend én gang halvvejs gennem tilberedningen.

5. Server lammespyddene med tzatziki-saucen.

STEGT KYLLING MED SAFRAN OG CITRON

FORBEREDELSE:15 minutter Chill: 8 timer Steg: 1 time 15 minutter Hvile: 10 minutter Gør: 4 portioner

SAFRAN ER DE TØRREDE STØVDRAGEREAF EN SLAGS KROKUSBLOMST. DET ER DYRT, MEN LIDT RÆKKER LANGT. DEN TILFØJER SIN KARAKTERISTISKE JORDAGTIGE SMAG OG SMUKKE GULE NUANCE TIL DENNE SPRØDE STEGTE KYLLING.

- 1 hel kylling, 4 til 5 pund
- 3 spiseskefulde olivenolie
- 6 fed hvidløg, knust og pillet
- 1½ spsk fintrevet citronskal
- 1 spsk frisk timian
- 1½ tsk kværnet sort peber
- ½ tsk safran tråde
- 2 laurbærblade
- 1 citron, skåret i tern

1. Fjern halsen og indmaden fra kyllingen; kassere eller gemme til anden brug. Skyl kyllingens kropshulrum; tørres af med køkkenrulle. Skær overskydende hud eller fedt fra kyllingen.

2. Kom olivenolie, hvidløg, citronskal, timian, peber og safran i en foodprocessor. Processen med at danne en glat pasta.

3. Brug fingrene til at gnide pastaen over ydersiden af kyllingen og indersiden af kyllingen. Overfør kylling

til en stor skål; dæk til og stil på køl i mindst 8 timer eller natten over.

4. Forvarm ovnen til 425°F. Læg citronbåde og laurbærblade i hulrummet på kyllingen. Bind benene sammen med køkkengarn af 100 % bomuld. Stik vingerne under kyllingen. Stik et ovnfast kødtermometer ind i indersiden af lårmusklen uden at røre ved benet. Læg kyllingen på en rist i en stor bradepande.

5. Steg i 15 minutter. Reducer ovntemperaturen til 375 ° F. Steg cirka 1 time længere, eller indtil saften er klar og termometeret viser 175 ° F. Frist kyllingen med alufolie. Lad stå i 10 minutter før skæring.

SPATCHCOCKED KYLLING MED JICAMA SALAT

FORBEREDELSE: 40 minutter grillning: 1 time 5 minutter stående: 10 minutter udbytte: 4 portioner

"SPATCHCOCK" ER ET GAMMELT MADLAVNINGSUDTRYKSOM FOR NYLIG ER KOMMET I BRUG IGEN FOR AT BESKRIVE PROCESSEN MED AT FLÆKKE EN LILLE FUGL - SÅSOM EN HØNE ELLER EN KORNISK HØNE - LANGS RYGGEN OG DEREFTER ÅBNE OG FLADE DEN UD SOM EN BOG FOR AT HJÆLPE DEN MED AT TILBEREDE HURTIGERE OG MERE JÆVNT. DET LIGNER SOMMERFUGLEN, MEN VEDRØRER KUN FJERKRÆ.

KYLLING
- 1 poblano peber
- 1 spsk finthakket skalotteløg
- 3 fed hvidløg, hakket
- 1 tsk fintrevet citronskal
- 1 tsk fintrevet limeskal
- 1 tsk røgede urter (se[Opskrift](Opskrift))
- ½ tsk tørret oregano, knust
- ½ tsk stødt spidskommen
- 1 spsk olivenolie
- 1 hel kylling, 3 til 3½ pund

COLESLAW
- ½ af en mellemstor jicama, skrællet og skåret i julien (ca. 3 kopper)
- ½ kop tynde skiver grønne løg (4)

1 Granny Smith æble, skrællet, udkernet og skåret i julien
⅓ kop hakket frisk koriander
3 spsk frisk appelsinjuice
3 spiseskefulde olivenolie
1 tsk citronurtekrydderi (se Opskrift)

1. Til en kulgrill placeres de mellemvarme kul på den ene side af grillen. Placer en drypbakke under den tomme side af grillen. Læg poblanoen på grillristen direkte over mellemstore kul. Dæk til og grill i 15 minutter, eller indtil poblano er forkullet på alle sider, vend af og til. Pak poblano straks ind i folie; lad stå i 10 minutter. Åbn folie og skær poblano i halve på langs; fjern stilke og frø (se punkt). Pil forsigtigt skrællen af med en skarp kniv og kassér. Hak poblanoen fint. (For gasgrill, forvarm grillen; reducer varmen til medium. Juster til indirekte tilberedning. Grill som ovenfor på tændt brænder.)

2. For at lave blandingen skal du i en lille skål kombinere poblano, skalotteløg, hvidløg, citronskal, limeskal, røgede urter, oregano og spidskommen. Rør olien i; bland godt for at danne en pasta.

3. For at belægge kyllingen skal du fjerne halsen og indmaden fra kyllingen (undtagen til anden brug). Læg kyllingebrystsiden nedad på et skærebræt. Brug en køkkensaks til at klippe på langs langs den ene side af rygsøjlen, startende ved enden af halsen. Gentag snittet på langs på den anden side af rygsøjlen. Fjern og kassér rygsøjlen. Vend kyllingen med skindsiden opad. Tryk mellem brysterne for at knække brystbenet, så kyllingen ligger fladt.

4. Start ved halsen på den ene side af brystet, skub fingrene mellem huden og kødet, løsn huden, mens du arbejder dig ned ad låret. Slip huden omkring låret. Gentag på den anden side. Brug fingrene til at fordele rub på kødet under skindet på kyllingen.

5. Læg kyllingebrystsiden nedad på grillristen over grillpanden. Vægt med to folieindpakkede mursten eller en stor støbejernsgryde. Dæk til og steg i 30 minutter. Læg kyllingebenssiden nedad på en rist og vej igen med sten eller en stegepande. Grill, tildækket, cirka 30 minutter længere, eller indtil kyllingen ikke længere er lyserød (175°F i låret). Fjern kyllingen fra grillen; lad stå i 10 minutter. (For en gasgrill skal du placere kyllingen på grillristen, væk fra varmen. Grill som ovenfor.)

6. I mellemtiden, til coleslaw, i en stor skål, kombinere jicama, grønne løg, æble og koriander. I en lille skål piskes appelsinjuice, olie og citronurteblanding sammen. Hæld jicama-blandingen over og bland det godt. Server kyllingen med coleslawen.

STEGT KYLLING BAGPART MED VODKA, GULERØDDER OG TOMATSAUCE

FORBEREDELSE: 15 minutter tilberedning: 15 minutter stegning: 30 minutter Udbytte: 4 portioner

VODKA KAN LAVES AF FLEREFORSKELLIGE FØDEVARER, HERUNDER KARTOFLER, MAJS, RUG, HVEDE OG BYG, SELV VINDRUER. SELVOM DER IKKE ER EN HEL MASSE VODKA I DENNE SAUCE, HVIS DU DELER DEN I FIRE PORTIONER, SKAL DU KIGGE EFTER VOKDA LAVET MED KARTOFLER ELLER VINDRUER, DER OPFYLDER PALEO-KRAVENE.

- 3 spiseskefulde olivenolie
- 4 udbenede kyllingebagben eller kødfulde kyllingestykker uden skind
- 1 dåse blommetomater uden salt, afdryppet
- ½ kop finthakket løg
- ½ kop finthakket gulerod
- 3 fed hvidløg, hakket
- 1 tsk middelhavsurter (se Opskrift)
- ⅛ teskefuld cayennepeber
- 1 kvist frisk rosmarin
- 2 spiseskefulde vodka
- 1 spsk hakket frisk basilikum (valgfrit)

1. Forvarm ovnen til 375°F. I en meget stor stegepande opvarmes 2 spsk olie over medium varme. Tilføj kylling; kog ca. 12 minutter, eller indtil de er gyldne og brune jævnt. Sæt bradepanden i den forvarmede ovn. Steg uden låg i 20 minutter.

2. Brug imens en køkkensaks til at klippe tomaterne. I en mellemstor gryde opvarmes den resterende spiseskefuld olie over medium varme. Tilsæt løg, gulerod og hvidløg; kog 3 minutter eller indtil de er møre, under jævnlig omrøring. Rør de hakkede tomater, middelhavsurter, cayennepeber og rosmarinkvist i. Bring i kog ved middel varme; sænke temperaturen. Lad det simre uden låg i 10 minutter, under omrøring af og til. Rør vodkaen i; kog 1 minut mere; Fjern rosmarinkvisten og kassér.

3. Hæld saucen over kyllingen i bradepanden. Sæt panden tilbage i ovnen. Steg, tildækket, cirka 10 minutter længere, eller indtil kyllingen er mør og ikke længere lyserød (175°F). Drys eventuelt med basilikum.

STEGT KYLLING OG RUTABAGA POMMES FRITES

FORBEREDELSE:40 minutter madlavning: 40 minutter gør: 4 portioner

SPRØDE RUTABAGA POMMES FRITES ER LÆKRESERVERET MED DEN STEGTE KYLLING OG STEGEFEDT, MEN DE ER LIGE SÅ LÆKRE TILBEREDT FOR SIG SELV OG SERVERET MED PALEO KETCHUP (SE<u>OPSKRIFT</u>) ELLER SERVERET I BELGISK STIL MED EN PALEO AIOLI (HVIDLØGSMAYO, SE<u>OPSKRIFT</u>).

- 6 spiseskefulde olivenolie
- 1 spsk middelhavsurter (se<u>Opskrift</u>)
- 4 skindfri, udbenet kyllingelår (ca. 1 ¼ pund i alt)
- 4 kyllingeunderlår uden skind (ca. 1 pund i alt)
- 1 kop tør hvidvin
- 1 kop hønsefond (se<u>Opskrift</u>) eller hønsefond uden salt
- 1 lille løg, skåret i kvarte
- Olivenolie
- 1½ til 2 pund rutabaga
- 2 spsk hakket frisk purløg
- Sort peber

1. Forvarm ovnen til 400°F. I en lille skål kombineres 1 spsk olivenolie og middelhavsurter; gnid over kyllingestykker. Opvarm 2 spsk olie i en meget stor ovnfast gryde. Tilsæt kyllingestykkerne med kødsiden nedad. Kog uden låg i cirka 5 minutter eller indtil de er gyldenbrune. Tag bradepanden af varmen.

Vend kyllingestykkerne med den brune side opad. Tilsæt vin, hønsefond og løg.

2. Stil stegepanden i ovnen på midterste rille. Kog uden låg i 10 minutter.

3. Pensl i mellemtiden en stor bageplade let med olivenolie til fritterne; lægge til side. Skræl majroen. Skær rutabagas i halve centimeter skiver med en skarp kniv. Skær skiverne på langs i ½ cm strimler. I en stor skål, smid rutabaga-strimlerne med de resterende 3 spsk olie. Spred rutabaga-strimler i et enkelt lag på den forberedte bageplade; sæt i ovnen på øverste rille. Bages i 15 minutter; vend fritterne. Bag kyllingen i yderligere 10 minutter, eller indtil den ikke længere er lyserød (175°F). Tag kyllingen ud af ovnen. Steg fritterne i 5 til 10 minutter, eller indtil de er gyldenbrune og færdige.

4. Fjern kyllingen og løget fra gryden og gem saften. Dæk kylling og løg for at holde varmen. Bring saften i kog over medium varme; sænke temperaturen. Lad det simre uden låg, cirka 5 minutter længere, eller indtil saften er let reduceret.

5. Inden servering blandes fritterne med purløg og smages til med peber. Server kyllingen med dryppende og pommes frites.

COQ AU VIN MED TRE SVAMPE OG PURERET RUTABAGAS MED PURLØG

FORBEREDELSE:15 minutters tilberedning: 1 time og 15 minutter til: 4 til 6 portioner

HVIS DER ER SAND I SKÅLENEFTER IBLØDSÆTNING AF DE TØRREDE SVAMPE - HVILKET DU SIKKERT VIL - SI VÆSKEN GENNEM ET DOBBELT LAG OSTELÆRRED PLACERET I ET FINTMASKET DØRSLAG.

- 1 ounce tørrede porcini-svampe eller morkler
- 1 kop kogende vand
- 2 til 2½ pund skindfri kyllingelår og underlår
- Sort peber
- 2 spsk olivenolie
- 2 mellemstore porrer, halveret på langs, skyllet og skåret i tynde skiver
- 2 portobellosvampe, skåret i skiver
- 8 ounce friske østerssvampe, opstammet og skåret, eller friske svampe, skåret i skiver
- ¼ kop tomatpure uden salt
- 1 tsk tørret merian, knust
- ½ tsk tørret timian, knust
- ½ kop tør rødvin
- 6 kopper hønsefond (se<u>Opskrift</u>) eller hønsefond uden salt
- 2 laurbærblade
- 2 til 2½ pund rutabagas, skrællet og hakket
- 2 spsk hakket frisk purløg

½ tsk sort peber

Frisk hakket timian (valgfrit)

1. Kombiner porcini-svampene og kogende vand i en lille skål; lad stå i 15 minutter. Fjern svampene og gem udblødningsvæsken. Hak svampene fint. Gem svampe og udblødningsvæske.

2. Drys kyllingen med peber. I en meget stor stegepande med et tætsluttende låg opvarmes 1 spsk olivenolie over medium varme. Steg kyllingestykkerne, i to omgange, i den varme olie i cirka 15 minutter, indtil de er let brune, vend én gang. Fjern kyllingen fra panden. Rør porre, portobellosvampe og østerssvampe i. Kog 4 til 5 minutter, eller indtil svampene begynder at brune, omrør af og til. Rør tomatpuré, merian og timian i; kog og rør i 1 minut. Rør vinen i; kog og rør i 1 minut. Rør 3 kopper af kyllingefonden, laurbærbladene, ½ kop af den reserverede svampeudblødningsvæske og de rehydrerede hakkede svampe i. Kom kyllingen tilbage i gryden. Lad det koge; sænke temperaturen. Lad det simre, tildækket, i cirka 45 minutter, eller indtil kyllingen er gennemstegt, og vend kyllingen en gang halvvejs i tilberedningen.

3. Kombiner i mellemtiden rutabagas og de resterende 3 kopper bouillon i en stor gryde. Tilsæt vand, hvis det er nødvendigt, så det lige dækker rutabagas. Lad det koge; sænke temperaturen. Lad det simre uden låg, 25 til 30 minutter, eller indtil rutabagas er møre, under omrøring af og til. Dræn rutabagas og gem væsken. Kom majroen tilbage i gryden. Tilsæt den

resterende spiseskefuld olivenolie, purløg og ½ tsk peber. Mos rutabaga-blandingen med en kartoffelmoser, tilsæt kogevæske efter behov for at opnå den ønskede konsistens.

4. Fjern laurbærbladene fra kyllingeblandingen; At kaste. Server kyllingen og saucen over de purerede rutabagas. Drys eventuelt med frisk timian.

GLASEREDE FERSKEN OG COGNAC UNDERLÅR

FORBEREDELSE:30 minutters grillning: 40 minutter udbytte: 4 portioner

DISSE KYLLINGELÅR ER PERFEKTEMED SPRØD COLESLAW OG OVNBAGTE KRYDREDE SØDE KARTOFFELFRITES FRA DEN TUNESISKE SPICE-RUBBED PORK SHOULDER-OPSKRIFT (SE<u>OPSKRIFT</u>). DE PRÆSENTERES HER MED EN SPRØD COLESLAW MED RADISER, MANGO OG MYNTE (SE<u>OPSKRIFT</u>).

FERSKEN-BRANDY GLASUR
- 1 spsk olivenolie
- ½ kop hakket løg
- 2 mellemstore friske ferskner, halveret, udstenet og finthakket
- 2 spiseskefulde cognac
- 1 kop barbecue sauce (se<u>Opskrift</u>)
- 8 kyllingeunderlår (2 til 2½ pund i alt), uden skind, hvis det ønskes

1. Til glasuren opvarmes olivenolien i en medium gryde ved middel varme. Tilføj løg; kog ca. 5 minutter eller indtil de er møre, og rør af og til. Tilsæt ferskerne. Dæk og kog 4 til 6 minutter, eller indtil ferskerne er bløde, omrør lejlighedsvis. Tilføj brandy; kog uden låg i 2 minutter, under omrøring af og til. Afkøl let. Overfør ferskenblandingen til en blender eller foodprocessor. Dæk til og bland eller bearbejd indtil glat. Tilsæt barbecuesauce. Dæk til og blend eller

bearbejd indtil glat. Kom saucen tilbage i gryden. Kog over medium varme, indtil det er gennemvarmet. Overfør ¾ kop sauce til en lille skål for at pensle over kyllingen.

2. Til en kulgrill arrangeres de moderat varme gløder omkring en drypbakke. Test medium varme over slagtekyllingen. Læg kyllingelårene på grillristen over grillpanden. Dæk til og grill i 40 til 50 minutter, eller indtil kyllingen ikke længere er lyserød (175°F), vend én gang halvvejs gennem tilberedningen og pensl med ¾ kop fersken-brandy-glasur i løbet af de sidste 5 til 10 minutter af tilberedningen. (For en gasgrill, forvarm grillen. Reducer varmen til medium. Juster varmen til indirekte tilberedning. Tilføj kyllingeunderlårene til grillristen, der ikke er blevet overophedet. Dæk til og grill som anvist.)

CHILIMARINERET KYLLING MED MANGO-MELON SALAT

FORBEREDELSE: 40 minutter Chill/Marinere: 2-4 timer Grill: 50 minutter Gør: 6-8 portioner

EN ANCHOPEBER ER EN TØRRET POBLANO— EN LYS, MØRKEGRØN PEBER MED EN INTENS FRISK SMAG. ANCHO CHILIPEBER HAR EN LET FRUGTAGTIG SMAG MED ET STREJF AF BLOMME ELLER ROSIN OG BLOT ET STREJF AF BITTERHED. NEW MEXICO PEBERFRUGTER KAN VÆRE MODERAT VARME. DET ER DE MØRKERØDE PEBERFRUGTER, DU SER I DELE AF SYDVEST HÆNGENDE I KLYNGER I RISTRAS - FARVERIGE ARRANGEMENTER AF TØRRE PEBERFRUGTER.

KYLLING
- 2 tørrede New Mexico chilipeber
- 2 tørrede anchopeber
- 1 kop kogende vand
- 3 spiseskefulde olivenolie
- 1 stort sødt løg, pillet og skåret i tykke skiver
- 4 roma-tomater, uden kerner
- 1 spiseskefuld hakket hvidløg (6 fed)
- 2 tsk stødt spidskommen
- 1 tsk tørret oregano, knust
- 16 kyllingeunderlår

SALAT
- 2 kopper melon i tern
- 2 kopper honningdug i tern

2 kopper mango i tern
¼ kop frisk limesaft
1 tsk chilipulver
½ tsk stødt spidskommen
¼ kop hakket frisk koriander

1. Til kyllingen skal du fjerne stilke og frø fra den tørre New Mexico og ancho chili. Varm en stor stegepande op over medium varme. Grill chilierne i gryden i 1 til 2 minutter eller indtil duftende og let forkullet. Læg de ristede peberfrugter i en lille skål; tilsæt kogende vand til skålen. Lad stå i mindst 10 minutter eller indtil servering.

2. Forvarm grillen. Beklæd en bageplade med folie; Pensl 1 spsk olivenolie på folie. Læg løg og tomatskiver på bradepanden. Grill omkring 4 tommer fra varme i 6 til 8 minutter, eller indtil de er møre og forkullet. Dræn peberfrugterne, gem vandet.

3. Til marinaden kombineres chilipeber, løg, tomater, hvidløg, spidskommen og oregano i en blender eller foodprocessor. Dæk til og blend eller blend indtil glat, tilsæt reserveret vand om nødvendigt for at purere til den ønskede konsistens.

4. Læg kyllingen i en stor genlukkelig plastikpose i et lavt fad. Hæld marinaden over kyllingen i posen og vend posen, så den dækker den jævnt. Lad marinere i køleskabet i 2 til 4 timer, vend posen af og til.

5. Til salaten kombineres i en meget stor skål melon, honningdug, mango, limesaft, de resterende 2 spsk

olivenolie, chilipulver, spidskommen og koriander. Bland til belægning. Dæk og stil på køl 1 til 4 timer.

6. Til en kulgrill arrangeres de moderat varme gløder omkring en drypbakke. Test medium varme over panden. Dræn kyllingen, gem marinaden. Læg kyllingen på grillristen over grillpanden. Pensl kyllingen generøst med noget af den reserverede marinade (kassér eventuelt ekstra marinade). Dæk til og grill i 50 minutter, eller indtil kyllingen ikke længere er lyserød (175°F), vend én gang halvvejs gennem tilberedningen. (Til gasgrill, forvarm grillen. Reducer varmen til medium. Juster til indirekte tilberedning. Fortsæt som anvist, og anbring kyllingen på en slukket brænder.) Server kyllingeunderlårene med salat.

TANDOORI STYLE KYLLINGELÅR MED AGURK RAITA

FORBEREDELSE:20 minutter Marinering: 2 til 24 timer
Grillning: 25 minutter Gør: 4 portioner

RAITA ER LAVET MED CASHEWNØDDER.FLØDE, CITRONSAFT, MYNTE, KORIANDER OG AGURK. DET GIVER ET FORFRISKENDE MODSPIL TIL DEN VARME OG KRYDREDE KYLLING.

KYLLING
- 1 løg, skåret i tynde skiver
- 1 stykke frisk ingefær, 5 cm, skrællet og delt i kvarte
- 4 fed hvidløg
- 3 spiseskefulde olivenolie
- 2 spsk frisk citronsaft
- 1 tsk stødt spidskommen
- 1 tsk stødt gurkemeje
- ½ tsk stødt allehånde
- ½ tsk stødt kanel
- ½ tsk sort peber
- ¼ tsk cayennepeber
- 8 kyllingeunderlår

AGURK RAITA
- 1 kop cashewcreme (se Opskrift)
- 1 spsk frisk citronsaft
- 1 spsk hakket frisk mynte
- 1 spsk hakket frisk koriander
- ½ tsk stødt spidskommen

⅛ teskefuld sort peber

1 mellemstor agurk, skrællet, udsået og skåret i tern (1 kop)

citronbåde

1. Kombiner løg, ingefær, hvidløg, olivenolie, citronsaft, spidskommen, gurkemeje, allehånde, kanel, sort peber og cayennepeber i en blender eller foodprocessor. Dæk til og blend eller bearbejd indtil glat.

2. Brug spidsen af en skærekniv til at stikke hver underlåre fire eller fem gange. Læg trommestikkene i en stor genlukkelig plastikpose i en stor skål. Tilsæt løgblanding; vende sig til frakke. Lad marinere i køleskabet i 2 til 24 timer, vend posen af og til.

3. Forvarm grillen. Fjern kyllingen fra marinaden. Tør overskydende marinade af underlårene med køkkenrulle. Arranger underlårene på risten af en uopvarmet grillpande eller på en foliebeklædt bageplade. Grill 6 til 8 tommer fra varmekilden i 15 minutter. Vend trommestikkerne om; grill ca. 10 minutter, eller indtil kyllingen ikke længere er lyserød (175°F).

4. Til raita kombineres cashewcreme, citronsaft, mynte, koriander, spidskommen og sort peber i en mellemstor skål. Rør forsigtigt agurken i.

5. Server kyllingen med raita og citronbåde.

KYLLINGEKARRYGRYDERET MED RODFRUGTER, ASPARGES OG GRØN ÆBLE-MYNTE RELISH

FORBEREDELSE:30 minutter tilberedning: 35 minutter hvile: 5 minutter Udbytte: 4 portioner

- 2 spsk raffineret kokosolie eller olivenolie
- 2 pund udbenet kyllingebryst, uden skind, hvis det ønskes
- 1 kop hakket løg
- 2 spsk revet frisk ingefær
- 2 spsk hakket hvidløg
- 2 spsk usaltet karrypulver
- 2 spiseskefulde hakket og frøet jalapeño (se punkt)
- 4 kopper hønsefond (se Opskrift) eller hønsefond uden salt
- 2 mellemstore søde kartofler (ca. 1 pund), skrællet og hakket
- 2 mellemstore majroer (ca. 6 ounce), skrællet og hakket
- 1 kop tomater i tern med frø
- 8 ounce asparges, trimmet og skåret i 1-tommers stykker
- 1 dåse 13,5 oz naturlig kokosmælk (såsom Nature's Way)
- ½ kop hakket frisk koriander
- Æblemynte relish (se Opskrift, nedenfor)
- Limebåde

1. Opvarm olien i en 6-quart hollandsk ovn over medium-høj varme. Arbejd i partier, steg kyllingen i den varme olie, brun jævnt, cirka 10 minutter. Overfør kylling til tallerken; lægge til side.

2. Reducer varmen til medium. Tilsæt løg, ingefær, hvidløg, karry og jalapeño i gryden. Kog og rør i 5 minutter eller indtil løget er blødt. Rør hønsefond, søde kartofler, majroer og tomater i. Kom kyllingestykkerne tilbage i gryden, og sørg for, at kyllingen er nedsænket i væsken så meget som muligt. Reducer varmen til medium-lav. Læg låg på og lad det simre i 30 minutter, eller indtil kyllingen ikke længere er lyserød, og grøntsagerne er møre. Rør asparges, kokosmælk og koriander i. Fjern fra varmen. Lad stå i 5 minutter. Skær eventuelt kyllingen fra knoglerne for at fordele den jævnt mellem serveringsfadene. Server med æblemyntesauce og limebåde.

Æble-mynte-relish: Hak ½ kop usødet kokosflager til et pulver i en foodprocessor. Tilsæt 1 kop friske korianderblade og damp; 1 kop friske mynteblade; 1 Granny Smith æble, udkernet og hakket; 2 teskefulde hakket jalapeño med frø (se punkt); og 1 spsk frisk limesaft. Puls indtil fint hakket.

PAILLARDE SALAT AF GRILLET KYLLING MED HINDBÆR, RØDBEDER OG GRILLEDE MANDLER

FORBEREDELSE:30 minutters stegning: 45 minutter marinering: 15 minutter grillning: 8 minutter tilberedning: 4 portioner

½ kop hele mandler

1½ tsk olivenolie

1 mellemstor rødbede

1 mellemstor gylden rødbede

2 udbenede, skindfrie kyllingebrysthalvdele, 6 til 8 ounce

2 kopper friske eller frosne hindbær, optøet

3 spsk hvid- eller rødvinseddike

2 spsk hakket frisk estragon

1 spsk hakket skalotteløg

1 tsk dijonsennep (se[Opskrift](Opskrift))

¼ kop olivenolie

Sort peber

8 kopper forårssalat

1. Til mandlerne forvarm ovnen til 200°C. Fordel mandlerne på en lille bageplade og vend med ½ tsk olivenolie. Kog i cirka 5 minutter eller indtil duftende og gyldenbrun. Lad afkøle. (Mandel kan ristes 2 dage i forvejen og opbevares i en lufttæt beholder.)

2. Til rødbederne lægges hver rødbeder på et lille stykke folie og dryppes med ½ tsk olivenolie. Pak folien løst om rødbederne og læg dem på en bageplade eller i et ovnfad. Rist rødbederne i ovnen ved 400°F i 40 til 50

minutter eller indtil de er møre, når de er gennemboret med en kniv. Tag den ud af ovnen og lad den stå, indtil den er kølig nok til at håndtere. Fjern skrællen med en skærekniv. Skær rødbederne i kvarte og stil til side. (Undgå at blande rødbederne for at undgå, at rødbederne bliver gyldenbrune. Rødbederne kan ristes 1 dag i forvejen og opbevares i køleskabet.

3. Til kyllingen skæres hver kyllingefilet i halve vandret. Læg hvert stykke kylling mellem to stykker plastfolie. Brug en kødhammer til at banke forsigtigt, indtil det er cirka ¾ tomme tykt. Læg kyllingen i et lavt fad og stil til side.

4. Til dressingen, i en stor skål, knuses ¾ kop hindbær let med et piskeris (gem de resterende hindbær til salaten). Tilsæt eddike, estragon, skalotteløg og dijonsennep; piskes til at kombinere. Tilsæt ¼ kop olivenolie i en tynd stråle og pisk det godt sammen. Dryp ½ kop dressing over kylling; vend kyllingen (gem den resterende dressing til salaten). Mariner kyllingen i 15 minutter ved stuetemperatur. Fjern kyllingen fra marinaden og krydr med peber; kassér eventuelt resterende marinade i gryden.

5. Til en kul- eller gasgrill placeres kyllingen på en grill direkte over medium varme. Dæk til og grill 8 til 10 minutter, eller indtil kyllingen ikke længere er lyserød, vend en gang halvvejs gennem tilberedningen. (Kylling kan også tilberedes i en grillpande.)

6. Kombiner salat, rødbeder og de resterende 1¼ kopper hindbær i en stor skål. Hæld reserveret dressing over salat; smid forsigtigt til belægning. Fordel salaten mellem fire serveringsskåle; top hver med et stykke grillet kyllingebryst. Hak de ristede mandler groft og drys over dem. Server straks.

KYLLINGEFILETER FYLDT MED BROCCOLI, FRISK TOMATSAUCE OG CÆSARSALAT

FORBEREDELSE: 40 minutter madlavning: 25 minutter gør: 6 portioner

- 3 spiseskefulde olivenolie
- 2 tsk hakket hvidløg
- ¼ tsk stødt rød peber
- 1 pund broccoli rabe, trimmet og hakket
- ½ kop gyldne usvovlede rosiner
- ½ kop vand
- 4 udbenede, skindfrie kyllingebrysthalvdele, 5 til 6 ounce
- 1 kop hakket løg
- 3 kopper hakkede tomater
- ¼ kop hakket frisk basilikum
- 2 tsk rødvinseddike
- 3 spsk frisk citronsaft
- 2 spiseskefulde Paleo Mayo (se Opskrift)
- 2 teskefulde dijonsennep (se Opskrift)
- 1 tsk hakket hvidløg
- ½ tsk sort peber
- ¼ kop olivenolie
- 10 kopper hakket romainesalat

1. I en stor stegepande opvarmes 1 spsk olivenolie over medium varme. Tilsæt hvidløg og knust rød peber; kog og rør i 30 sekunder eller indtil dufter. Tilsæt hakket broccoli, rosiner og ½ kop vand. Dæk til og kog i cirka 8 minutter, eller indtil broccoli-raben er

visnet og mør. Fjern låget fra skålen; lad overskydende vand fordampe. Læg til side.

2. Til roulader halveres hvert kyllingebryst på langs; placer hvert stykke mellem to stykker plastfolie. Brug den flade side af en kødhammer til at banke kyllingen let, indtil den er cirka ¼ tomme tyk. For hver rulle skal du placere ca. ¼ kop af broccoli-raab-blandingen på en af de korte ender; rulle op, fold siderne ind for helt at omslutte fyldet. (Roulader kan laves op til 1 dag i forvejen og opbevares i køleskabet indtil de skal bages.)

3. I en stor stegepande opvarmes 1 spsk olivenolie over medium varme. Tilsæt rullerne, søm nedad. Kog i cirka 8 minutter eller indtil de er brune på alle sider, vend to eller tre gange under tilberedningen. Læg rouladerne på et fad.

4. Til saucen opvarmes 1 spsk af den resterende olivenolie i gryden ved middel varme. Tilføj løg; kog ca. 5 minutter eller indtil den er gennemsigtig. Rør tomater og basilikum i. Læg rouladerne på saucen i bradepanden. Bring i kog ved middel varme; sænke temperaturen. Dæk til og lad det simre i cirka 5 minutter, eller indtil tomaterne begynder at bryde ned, men holder formen og rouladerne er gennemvarmede.

5. For at lave dressingen skal du piske citronsaft, paleomayonnaise, dijonsennep, hvidløg og sort peber sammen i en lille skål. Dryp med 1/4 kop olivenolie og pisk indtil emulgeret. I en stor skål blandes

vinaigretten med den hakkede romaine. For at servere skal du dele romainesalaten mellem seks serveringsskåle. Skær rouladerne i skiver og læg dem på romainen; dryp med tomatsauce.

GRILLET KYLLING SHAWARMA WRAPS MED KRYDREDE GRØNTSAGER OG PINJENØDDEDRESSING

FORBEREDELSE: 20 minutter marinade: 30 minutter grill: 10 minutter giver: 8 wraps (4 portioner)

- 1½ pund udbenet, skindfri kyllingebrysthalvdele, skåret i 2-tommers stykker
- 5 spiseskefulde olivenolie
- 2 spsk frisk citronsaft
- 1¾ tsk stødt spidskommen
- 1 tsk hakket hvidløg
- 1 tsk paprikapulver
- ½ tsk karrypulver
- ½ tsk stødt kanel
- ¼ tsk cayennepeber
- 1 mellemstor zucchini, halveret
- 1 lille aubergine skåret i ½ cm skiver
- 1 stor gul peber, halveret og frøet
- 1 mellemstor rødløg, skåret i kvarte
- 8 cherrytomater
- 8 store blade smørsalat
- Vinaigrette med grillede pinjekerner (se_Opskrift_)
- citronbåde

1. Til marinaden blandes i en lille skål 3 spsk olivenolie, citronsaft, 1 tsk spidskommen, hvidløg, ½ tsk paprikapulver, karrypulver, ¼ tsk kanel og cayennepeber. Læg kyllingestykkerne i en stor

genlukkelig plastikpose i et lavt fad. Hæld marinaden over kyllingen. Forsegl posen; gør tasken til en jakke. Mariner i køleskabet i 30 minutter, vend posen af og til.

2. Fjern kyllingen fra marinaden; kassér marinaden. Træk kyllingen på fire lange spyd.

3. Læg zucchini, aubergine, peber og løg på en bageplade. Dryp med 2 spsk olivenolie. Drys med resterende ¾ tsk spidskommen, resterende ½ tsk paprika og resterende ¼ tsk kanel; gnid let over grøntsager. Træk tomaterne på to spyd.

3. Til en kul- eller gasgrill placeres kyllinge- og tomatspydene og grøntsagerne på en grill ved middel varme. Dæk til og grill indtil kyllingen ikke længere er lyserød og grøntsagerne er let forkullet og møre, vend én gang. Tillad 10-12 minutter til kyllingen, 8-10 minutter til grøntsagerne og 4 minutter til tomaterne.

4. Fjern kyllingen fra spyddene. Skær kyllingen i stykker og skær zucchini, aubergine og peber i mundrette stykker. Fjern tomaterne fra spyddene (må ikke hakkes). Anret kyllingen og grøntsagerne på et fad. Til servering placeres lidt af kyllingen og grøntsagerne i et salatblad; dryp med ristet pinjekernevinaigrette. Server med citronbåde.

OVNBRAISERET KYLLINGEBRYST MED CHAMPIGNON, HVIDLØG-BLOMKÅLSPURÉ OG RISTEDE ASPARGES

GODTGØRELSE:50 minutter giver: 4 portioner

- 4 udbenede kyllingebrysthalvdele, 10 til 12 ounce, uden skind
- 3 kopper små hvide svampe
- 1 kop tyndt skåret porre eller gult løg
- 2 kopper hønsefond (seOpskrift) eller hønsefond uden salt
- 1 kop tør hvidvin
- 1 stort bundt frisk timian
- Sort peber
- Hvidvinseddike (valgfrit)
- 1 blomkål, delt i buketter
- 12 fed hvidløg, pillede
- 2 spsk olivenolie
- Hvid peber eller cayennepeber
- 1 pund asparges, trimmet
- 2 teskefulde olivenolie

1. Forvarm ovnen til 400°F. Arranger kyllingebrystene i en 3-quart rektangulær bageform; top med svampe og porre. Hæld hønsefond og vin over kylling og grøntsager. Drys med timian og drys med sort peber. Dæk skålen med aluminiumsfolie.

2. Bag i 35 til 40 minutter, eller indtil et termometer med øjeblikkelig aflæsning indsat i kyllingen registrerer 170°F. Fjern og kassér timiankvistene. Krydr

eventuelt braisevæsken med lidt eddike inden servering.

2. I mellemtiden koger du blomkål og hvidløg i en stor gryde i tilstrækkeligt kogende vand til at dække cirka 10 minutter eller indtil de er bløde. Dræn blomkål og hvidløg og gem 2 spsk af kogevæsken. Kom blomkålen og den reserverede kogevæske i en foodprocessor eller stor røreskål. Blend indtil glat* eller mos med en kartoffelmoser; rør 2 spsk olivenolie i og smag til med hvid peber. Hold varm indtil servering.

3. Arranger aspargesene i et enkelt lag på en bageplade. Dryp med 2 teskefulde olivenolie og vend godt rundt. Drys med sort peber. Steg i en 400°F ovn i cirka 8 minutter eller indtil gennemstegt, rør en gang.

4. Fordel blomkålspuréen på seks tallerkener. Top med kylling, champignon og porre. Dryp med lidt kogevæske; server med ristede asparges.

*Bemærk: Hvis du bruger en foodprocessor, skal du passe på ikke at blande for meget, ellers bliver blomkålen for tynd.

THAI KYLLINGESUPPE

FORBEREDELSE: Frys 30 minutter: 20 minutter kogning: 50 minutter giver: 4 til 6 portioner

TAMARIND ER EN MUSKY OG KRYDRET FRUGTBRUGES I DET INDISKE, THAILANDSKE OG MEXICANSKE KØKKEN. MANGE KOMMERCIELT FREMSTILLEDE TAMARINDPASTAER INDEHOLDER SUKKER - SØRG FOR AT KØBE EN, DER IKKE GØR. KAFFIRLIMEBLADE KAN FINDES FRISKE, FROSNE OG TØRREDE PÅ DE FLESTE ASIATISKE MARKEDER. HVIS DU IKKE KAN FINDE DEM, SKAL DU ERSTATTE 1½ TSK FINTREVET LIMESKAL MED BLADENE I DENNE OPSKRIFT.

- 2 stilke citrongræs, trimmet
- 2 spsk uraffineret kokosolie
- ½ kop tynde skiver grønne løg
- 3 store fed hvidløg, skåret i tynde skiver
- 8 kopper hønsefond (se Opskrift) eller hønsefond uden salt
- ¼ kop tamarindpasta uden sukker (såsom Tamicon-mærket)
- 2 spsk nori-flager
- 3 friske thailandske chilipeber, skåret i tynde skiver med frø intakte (se punkt)
- 3 kaffir limeblade
- 1 stykke ingefær á 3 cm, skåret i tynde skiver
- 4 udbenede, skindfrie kyllingebrysthalvdele, 6 oz
- 1 dåse 14,5 oz uden salt tilsat brandristede tomater i tern, udrænet

6 ounce tynde aspargesspidser, trimmet og tyndt skåret diagonalt i ½-tommers stykker

½ kop pakket thailandske basilikumblade (se<u>Bemærket</u>)

1. Tryk citrongræsstænglerne fast med bagsiden af en kniv. Hak de knuste stængler fint.

2. Varm kokosolien op i en stegepande ved middel varme. Tilføj citrongræs og grønne løg; kog 8 til 10 minutter, under omrøring ofte. Tilsæt hvidløg; kog og rør i 2-3 minutter eller indtil meget duftende.

3. Tilsæt hønsefond, tamarindpasta, nori-flager, chilipeber, limeblade og ingefær. Lad det koge; sænke temperaturen. Læg låg på og lad det simre i 40 minutter.

4. Frys imens kyllingen i 20 til 30 minutter eller indtil den er fast. Skær kyllingen i tynde skiver.

5. Si suppen gennem en finmasket sigte ned i en stor gryde, og tryk ned med bagsiden af en stor ske for at frigive smagen. Kassér de faste stoffer. Bring suppen i kog. Rør kylling, udrænede tomater, asparges og basilikum i. Reducer temperaturen; lad det simre uden låg i 2 til 3 minutter, eller indtil kyllingen er gennemstegt. Server straks.

MED CITRONSALVIESTEGT KYLLING MED ENDIVE

FORBEREDELSE:15 minutter Steg: 55 minutter Tilberedning: 5 minutter Giver: 4 portioner

CITRONSKIVER OG SALVIEBLADPLACERET UNDER KYLLINGENS SKIND GIVER SMAG TIL KØDET, MENS DET TILBEREDES OG SKABER ET SLÅENDE DESIGN UNDER DET SPRØDE, UIGENNEMSIGTIGE SKIND, EFTER DET KOMMER UD AF OVNEN.

- 4 halve kyllingebryst med ben (med skind)
- 1 citron, meget tynde skiver
- 4 store salvieblade
- 2 teskefulde olivenolie
- 2 teskefulde middelhavsurter (seOpskrift)
- ½ tsk sort peber
- 2 spsk ekstra jomfru olivenolie
- 2 skalotteløg, skåret i skiver
- 2 fed hvidløg, hakket
- 4 endiviehoveder, halveret på langs

1. Forvarm ovnen til 400°F. Brug en skærekniv til at fjerne forsigtigt skindet fra hvert halvbryst, og lad det sidde fast på den ene side. Læg 2 citronskiver og 1 salvieblad på kødet af hvert bryst. Skub forsigtigt huden tilbage på plads og tryk forsigtigt for at sikre.

2. Anret kyllingen i en lav bradepande. Pensl kylling med 2 tsk olivenolie; drys med middelhavsurter og ¼ tsk peber. Steg uden låg i cirka 55 minutter eller indtil skindet er brunt og sprødt, og et termometer indsat

direkte i kyllingen registrerer 170°F. Lad kyllingen
hvile i 10 minutter inden servering.

3. Varm imens de 2 spsk olivenolie op i en stor
   stegepande ved middel varme. Tilsæt skalotteløg; kog
   ca. 2 minutter eller indtil den er gennemsigtig. Drys
   endivien med den resterende ¼ tsk peber. Tilsæt
   hvidløg til bradepanden. Læg endivien i gryden med
   skæresiden nedad. Kog i cirka 5 minutter eller indtil
   de er gyldenbrune. Vend forsigtigt endivien; kog 2 til
   3 minutter længere eller indtil færdig. Server med
   kylling.

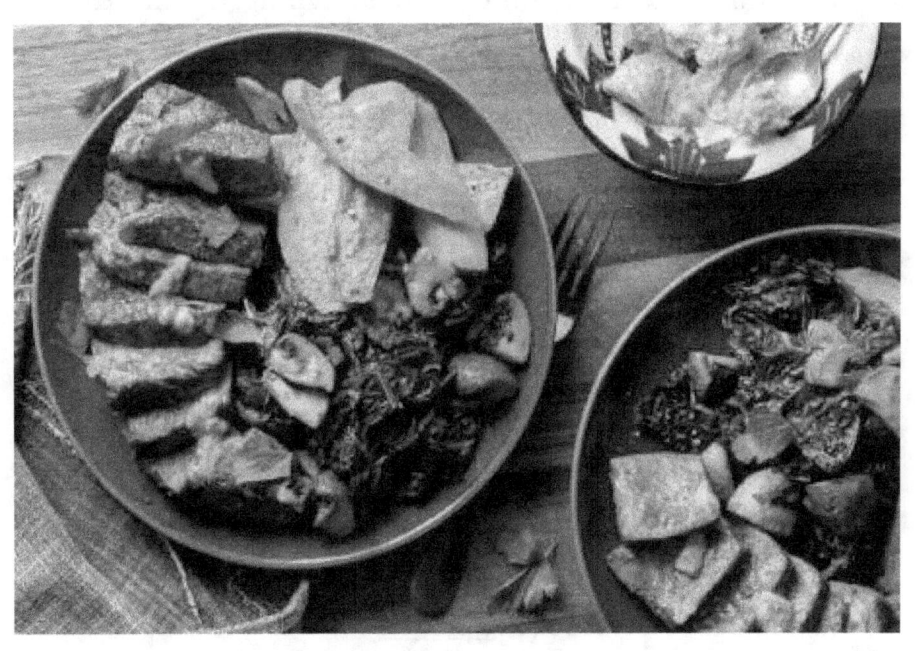

KYLLING MED GRØNNE LØG, BRØNDKARSE OG RADISE

FORBEREDELSE: 20 minutter madlavning: 8 minutter madlavning: 30 minutter giver: 4 portioner

SELVOM DET KAN VIRKE MÆRKELIGT AT KOGE RADISER, DE ER KNAP TILBEREDT HER, LIGE NOK TIL AT BLØDGØRE DERES PEBRET BID OG GØRE DEM LIDT MØRE.

- 3 spiseskefulde olivenolie
- 4 udbenede kyllingebrysthalvdele, 10 til 12 ounce (med hud)
- 1 spsk citronurtekrydderi (se Opskrift)
- ¾ kop hakkede grønne løg
- 6 radiser, skåret i tynde skiver
- ¼ tsk sort peber
- ½ kop tør hvid vermouth eller tør hvidvin
- ⅓ kop cashewcreme (se Opskrift)
- 1 bundt brøndkarse, stilke trimmet, groft hakket
- 1 spsk hakket frisk dild

1. Forvarm ovnen til 350°F. Varm olivenolien op i en stor stegepande ved middel varme. Dup kyllingen tør med køkkenrulle. Kog kyllingen med skindsiden nedad i 4 til 5 minutter, eller indtil skindet er gyldenbrunt og sprødt. Vend kylling; kog ca. 4 minutter eller indtil gyldenbrun. Læg kyllingen med skindsiden opad i et lavt ovnfad. Drys kyllingen med citronurtekrydderi. Bages i cirka 30 minutter, eller indtil et øjeblikkeligt termometer, der er indsat i kyllingen, viser 170°F.

2. Hæld imens al kogevæsken i undtagen 1 spsk fra panden; sæt gryden tilbage på varmen. Tilføj grønne løg og radiser; kog cirka 3 minutter eller indtil grønne løg visner. Drys med peber. Tilsæt vermouth under omrøring for at skrabe brunede stykker op. Lad det koge; kog indtil reduceret og lidt tyknet. Rør cashewcremen i; bring det i kog. Fjern stegepanden fra varmen; tilsæt brøndkarse og dild, mens du rører forsigtigt, indtil brøndkarse er visnet. Rør eventuelt kyllingesaft, der har samlet sig i bageformen.

3. Fordel grønne løg blandingen mellem fire serveringsskåle; top med kylling.

KYLLING TIKKA MASALA

FORBEREDELSE:30 minutters marinering: 4 til 6 timers tilberedning: 15 minutter grillning: 8 minutter udbytte: 4 portioner

DETTE ER INSPIRERET AF EN MEGET POPULÆR INDISK RETSOM MÅSKE SLET IKKE ER LAVET I INDIEN, MEN DERIMOD PÅ EN INDISK RESTAURANT I STORBRITANNIEN. TRADITIONEL KYLLING TIKKA MASALA KRÆVER, AT KYLLINGEN SKAL MARINERES I YOGHURT OG DEREFTER KOGES I EN KRYDRET TOMATSAUCE, DER ER SPRØJTET MED FLØDE. UDEN AT MÆLKEPRODUKTER SVÆKKER SAUCENS SMAG, HAR DENNE VERSION EN SÆRLIG REN SMAG. I STEDET FOR RIS SERVERES DEN MED SPRØDE ZUCCHININUDLER.

1½ pund udbenet eller skindfri kyllingelår
¾ kop naturlig kokosmælk (såsom Nature's Way)
6 fed hvidløg, finthakket
1 spsk revet frisk ingefær
1 tsk stødt koriander
1 tsk paprikapulver
1 tsk stødt spidskommen
¼ tsk stødt kardemomme
4 spsk raffineret kokosolie
1 kop hakkede gulerødder
1 selleri i tynde skiver
½ kop hakket løg

2 jalapeño eller serrano peberfrugt, frøet (hvis det ønskes) og finthakket (se punkt)

1 dåse 14,5 oz uden salt tilsat brandristede tomater i tern, udrænet

1 dåse (8 ounce) saltfri tomatsauce

1 tsk garam masala uden tilsat salt

3 mellemstore zucchini

½ tsk sort peber

Friske korianderblade

1. Hvis du bruger kyllingelår, skæres hvert lår i tre stykker. Hvis du bruger kyllingebrysthalvdele, skal du skære hver brysthalvdel i 2-tommers stykker, skære tykke stykker i halve vandret for at gøre dem tyndere. Læg kyllingen i en stor genlukkelig plastikpose; lægge til side. Til marinaden kombineres i en lille skål ½ kop kokosmælk, hvidløg, ingefær, koriander, paprika, spidskommen og kardemomme. Hæld marinaden over kyllingen i posen. Luk posen og vend den om, så den dækker kyllingen. Placer posen i en medium skål; mariner i køleskabet i 4 til 6 timer, vend posen af og til.

2. Forvarm grillen. I en stor stegepande opvarmes 2 spsk kokosolie over medium varme. Tilsæt gulerødder, selleri og løg; kog 6 til 8 minutter, eller indtil grøntsagerne er møre, under omrøring af og til. Tilsæt jalapeños; kog og rør i 1 minut mere. Tilsæt udrænede tomater og tomatsauce. Lad det koge; sænke temperaturen. Lad det simre uden låg i cirka 5 minutter, eller indtil saucen tykner lidt.

3. Dræn kyllingen, kassér marinaden. Arranger kyllingestykkerne i et enkelt lag på den uopvarmede rist på en slagtekylling. Grill 2 til 6 tommer fra varme i 8 til 10 minutter, eller indtil kyllingen ikke længere er lyserød, vend en gang halvvejs gennem madlavningen. Tilføj kogte kyllingestykker og resterende ¼ kop kokosmælk til tomatblandingen i stegepande. Kog 1 til 2 minutter eller indtil gennemvarmet. Fjern fra varmen; rør garam masala i.

4. Skær enderne af zucchinien. Skær zucchinien i lange tynde strimler med en julienneskærer. I en meget stor stegepande opvarmes de resterende 2 spsk kokosolie over medium varme. Tilsæt zucchinistrimler og sort peber. Kog og rør i 2 til 3 minutter, eller indtil zucchinien er blød, men stadig sprød.

5. Fordel zucchinien mellem fire tallerkener til servering. Top med kyllingeblanding. Pynt med korianderblade.

KYLLINGELÅR RAS EL HANOUT

FORBEREDELSE: 20 minutter madlavning: 40 minutter gør: 4 portioner

RAS EL HANOUT ER ET KOMPLEKSOG EN BLANDING AF EKSOTISKE MAROKKANSKE KRYDDERIER. UDTRYKKET BETYDER "BUTIKKENS LEDER" PÅ ARABISK, HVILKET ANTYDER, AT DET ER EN UNIK BLANDING AF DE BEDSTE KRYDDERIER, KRYDDERI SÆLGEREN HAR AT TILBYDE. DER ER INGEN FAST OPSKRIFT PÅ RAS EL HANOUT, MEN DEN INDEHOLDER OFTE EN BLANDING AF INGEFÆR, ANIS, KANEL, MUSKATNØD, PEBERNØDDER, NELLIKER, KARDEMOMME, TØRREDE BLOMSTER (SÅSOM LAVENDEL OG ROSE), NIGELLA, MUSKATBLOMME, GALANGAL OG GURKEMEJE.

1 spsk stødt spidskommen
2 teskefulde malet ingefær
1½ tsk sort peber
1½ tsk stødt kanel
1 tsk stødt koriander
1 tsk cayennepeber
1 tsk stødt allehånde
½ tsk stødt nelliker
¼ tsk stødt muskatnød
1 tsk safran tråde (valgfrit)
4 spsk uraffineret kokosolie
8 udbenede kyllingelår
1 pakke (8 ounce) friske svampe, skåret i skiver

1 kop hakket løg

1 kop hakket rød, gul eller grøn peberfrugt (1 stor)

4 romatomater, udkernede, udsået og hakket

4 fed hvidløg, hakket

2 13,5 ounce dåser naturlig kokosmælk (såsom Nature's Way)

3 til 4 spsk frisk limesaft

¼ kop finthakket frisk koriander

1. Til ras el hanout kombineres i en mellemstor morter eller lille skål spidskommen, ingefær, sort peber, kanel, koriander, cayennepeber, allehånde, nelliker, muskatnød og, hvis det ønskes, safran. Kværn med en støder eller rør med en ske for at blande godt. Læg til side.

2. I en meget stor stegepande opvarmes 2 spsk kokosolie over medium varme. Drys kyllingelårene med 1 spsk ras el hanout. Tilføj kylling til stegepanden; kog 5 til 6 minutter eller indtil gyldenbrun, vend en gang halvvejs gennem madlavningen. Fjern kylling fra stegepanden; Forbliv varm.

3. I samme stegepande opvarmes de resterende 2 spsk kokosolie over middel varme. Tilsæt svampe, løg, peber, tomater og hvidløg. Kog og rør rundt i cirka 5 minutter, eller indtil grøntsagerne er møre. Rør kokosmælk, limesaft og 1 spsk ras el hanout i. Kom kyllingen tilbage i gryden. Lad det koge; sænke temperaturen. Lad det simre, tildækket, i cirka 30 minutter, eller indtil kyllingen er mør (175°F).

4. Anret kylling, grøntsager og sauce i skåle. Pynt med koriander.

Bemærk: Opbevar rester af Ras el Hanout i en tildækket beholder i op til 1 måned.

ADOBO KYLLINGELÅR MED STJERNEFRUGT PÅ STUVET SPINAT

FORBEREDELSE:40 minutters marinering: 4 til 8 timers tilberedning: 45 minutter udbytte: 4 portioner

TØR EVENTUELT KYLLINGEN RENMED KØKKENRULLE EFTER DEN KOMMER UD AF MARINADEN, INDEN DEN BRUNES I GRYDEN. VÆSKE EFTERLADT PÅ KØDET SPRØJTER NED I DEN VARME OLIE.

8 udbenede kyllingelår (1½ til 2 pund), uden skind

¾ kop hvid eddike eller cider

¾ kop frisk appelsinjuice

½ kop vand

¼ kop hakket løg

¼ kop hakket frisk koriander

4 fed hvidløg, hakket

½ tsk sort peber

1 spsk olivenolie

1 carambola (carambola), skåret i skiver

1 kop hønsefond (se<u>Opskrift</u>) eller hønsefond uden salt

2 9-ounce pakker friske spinatblade

Friske korianderblade (valgfrit)

1. Læg kyllingen i en bradepande af rustfrit stål eller emalje; lægge til side. I en mellemstor skål kombineres eddike, appelsinjuice, vand, løg, ¼ kop hakket koriander, hvidløg og peber; hæld over

kylling. Dæk til og lad marinere i køleskabet i 4 til 8 timer.

2. Overfør kyllingeblandingen til en hollandsk ovn over medium varme; sænke temperaturen. Læg låg på og lad det simre i 35 til 40 minutter, eller indtil kyllingen ikke længere er lyserød (175°F).

3. Varm olien op i en meget stor stegepande ved middel varme. Brug en tang, fjern kyllingen fra bradepanden og ryst forsigtigt for at frigøre kogevæsken; gem kogevæsken. Brun kyllingen på alle sider og vend den jævnligt, så den bruner jævnt.

4. Si imens kogevæsken til saucen; tilbage til hollandsk ovn. Bring det i kog. Kog ca. 4 minutter for at reducere og tykne lidt; tilsæt stjernefrugterne; kog 1 minut mere. Kom kyllingen tilbage i saucen i bradepanden. Fjern fra varmen; låg for at holde varmen.

5. Tør gryden af. Hæld kyllingebensbouillonen i gryden. Bring i kog ved middel varme; rør spinaten i. Reducer temperaturen; lad det simre 1 til 2 minutter, eller indtil spinaten lige er visnet, under konstant omrøring. Tag spinaten ud på en tallerken med en hulske. Top med kylling og sauce. Drys eventuelt med korianderblade.

KYLLING OG POBLANO KÅL TACOS MED CHIPOTLE MAYONNAISE

FORBEREDELSE: 25 minutter madlavning: 40 minutter gør: 4 portioner

SERVER DISSE RODEDE, MEN VELSMAGENDE TACOSMED EN GAFFEL FOR AT FANGE FYLDET, DER FALDER FRA KÅLBLADET, MENS MAN SPISER.

- 1 spsk olivenolie
- 2 poblano peberfrugter, frøet (hvis det ønskes) og finthakket (se punkt)
- ½ kop hakket løg
- 3 fed hvidløg, hakket
- 1 spsk usaltet chilipulver
- 2 tsk stødt spidskommen
- ½ tsk sort peber
- 1 dåse (8 ounce) saltfri tomatsauce
- ¾ kop hønsefond (se Opskrift) eller hønsefond uden salt
- 1 tsk tørret mexicansk oregano, knust
- 1 til 1½ pund udbenet, skindfri kyllingelår
- 10 til 12 mellemstore til store kålblade
- Chipotle Paleo Mayo (se Opskrift)

1. Forvarm ovnen til 350°F. Varm olien op i en stor ovnfast gryde ved middel varme. Tilføj poblano peberfrugt, løg og hvidløg; kog og rør i 2 minutter. Rør chilipulver, spidskommen og sort peber i; kog og rør i yderligere 1 minut (reducer om nødvendigt

varmen for at forhindre, at krydderurter brænder på).

2. Tilsæt tomatsauce, hønsefond og oregano til bradepanden. Bring det i kog. Læg forsigtigt kyllingelårene i tomatblandingen. Dæk bradepanden med låg. Bages i ca. 40 minutter, eller indtil kyllingen er gennemstegt (175°F), vend kyllingen en gang halvvejs i tilberedningen.

3. Fjern kyllingen fra bradepanden; afkøles lidt. Brug to gafler til at rive kyllingen i mundrette stykker. Rør den strimlede kylling i tomatblandingen i bradepanden.

4. Hæld kyllingeblandingen i kålblade til servering; top med paleo chipotle mayonnaise.

KYLLINGEGRYDERET MED GULERØDDER OG PAK CHOI

FORBEREDELSE:15 minutter tilberedning: 24 minutter hvile: 2 minutter udbytte: 4 portioner

BABY BOK CHOY ER MEGET DELIKATOG KAN OVERKOGES PÅ ET ØJEBLIK. FOR AT HOLDE DEN SPRØD OG SMAGENDE FRISK - IKKE VISNET OG BLØD - SØRG FOR, AT DEN DAMPER I DEN TILDÆKKEDE GRYDE (FRA VARMEN) I HØJST 2 MINUTTER FØR SERVERING.

- 2 spsk olivenolie
- 1 porre i skiver (hvide og lysegrønne dele)
- 4 kopper hønsefond (se<u>Opskrift</u>) eller hønsefond uden salt
- 1 kop tør hvidvin
- 1 spsk dijonsennep (se<u>Opskrift</u>)
- ½ tsk sort peber
- 1 kvist frisk timian
- 1¼ pund udbenet, skindfri kyllingelår, skåret i 1-tommers stykker
- 8 ounce babygulerødder, skrubbet, trimmet og halveret på langs, eller 2 mellemstore gulerødder, skåret i diagonale skiver
- 2 tsk fintrevet citronskal (reserve)
- 1 spsk frisk citronsaft
- 2 kopper mini bok choy
- ½ tsk hakket frisk timian

1. Varm 1 spsk olivenolie op i en stor gryde ved middel varme. Kog porrer i varm olie i 3 til 4 minutter, eller

indtil de er bløde. Tilsæt hønsefond, vin, dijonsennep, ¼ tsk peber og timiankvist. Lad det koge; sænke temperaturen. Kog i 10 til 12 minutter, eller indtil væsken er reduceret med omkring en tredjedel. Kassér timiankvisten.

2. Imens opvarmes den resterende spiseskefuld olivenolie i en hollandsk ovn ved middel varme. Drys kyllingen med den resterende ¼ tsk peber. Steg i varm olie i cirka 3 minutter, eller indtil de er gyldenbrune, under omrøring af og til. Hæld eventuelt fedt fra, hvis det er nødvendigt. Tilsæt forsigtigt den reducerede bouillonblanding til gryden, og skrab eventuelle brune stykker op; tilsæt gulerødder. Lad det koge; sænke temperaturen. Lad det simre uden låg i 8 til 10 minutter, eller indtil gulerødderne er møre. Rør citronsaften i. Skær pak choien i halve på langs. (Hvis bok choy-hovederne er store, så skær dem i tern.) Læg bok choyen over kyllingen i gryden. Dæk og fjern fra varmen; lad stå i 2 minutter.

3. Hæld gryderet i lave skåle. Drys med citronskal og hakket timian.

ORANGE-CASHEW KYLLING STUR-FRYS MED PEBERFRUGT I SALAT WRAPS

GODTGØRELSE: 45 minutter gør: 4-6 portioner

DU FINDER TO TYPERKOKOSOLIE PÅ HYLDERNE – RAFFINERET OG EKSTRA JOMFRU, ELLER URAFFINERET. SOM NAVNET ANTYDER, KOMMER EKSTRA JOMFRU KOKOSOLIE FRA DEN FØRSTE PRESNING AF FRISKE, RÅ KOKOSNØDDER. DET ER STADIG DET BEDSTE VALG, NÅR DU LAVER MAD OVER MEDIUM TIL MEDIUM VARME. RAFFINERET KOKOSOLIE HAR ET HØJERE RØGPUNKT, SÅ BRUG DEN KUN, NÅR DU LAVER MAD VED HØJ VARME.

- 1 spsk raffineret kokosolie
- 1½ til 2 pund udbenet, skindfri kyllingelår, skåret i tynde strimler
- 3 røde, orange og/eller gule peberfrugter, udkernet, frøet og skåret i tynde skiver i mundrette strimler
- 1 rødløg, halveret på langs og skåret i tynde skiver
- 1 tsk fintrevet appelsinskal (reserve)
- ½ kop frisk appelsinjuice
- 1 spsk hakket frisk ingefær
- 3 fed hvidløg, hakket
- 1 kop usaltede rå cashewnødder, ristede og groft hakkede (se punkt)
- ½ kop hakkede grønne løg (4)
- 8 til 10 blade smør eller icebergsalat

1. Varm kokosolien op i en wok eller stor stegepande ved høj varme. Tilføj kylling; kog og rør i 2 minutter.

Tilsæt peberfrugt og løg; kog og rør i 2 til 3 minutter, eller indtil grøntsagerne begynder at blive bløde. Fjern kylling og grøntsager fra wokken; Forbliv varm.

2. Tør wokken af med køkkenrulle. Tilsæt appelsinjuice til wokken. Kog i cirka 3 minutter, eller indtil saften koger og reducer lidt. Tilsæt ingefær og hvidløg. Kog og rør i 1 minut. Kom kyllinge-peberblandingen tilbage i wokken. Rør appelsinskal, cashewnødder og grønne løg i. Server røregryden over salatblade.

VIETNAMESISK KYLLING MED KOKOS OG CITRONGRÆS

GODTGØRELSE:30 minutter giver: 4 portioner

DENNE HURTIGE KOKOS KARRYKAN VÆRE PÅ BORDET PÅ 30 MINUTTER FRA DET ØJEBLIK DU BEGYNDER AT HAKKE, HVILKET GØR DET TIL ET IDEELT MÅLTID TIL EN TRAVL HVERDAG.

1 spsk uraffineret kokosolie

4 stilke citrongræs (kun lyse dele)

1 pakke 3,2 oz østerssvampe, hakket

1 stort løg, skåret i tynde skiver, ringe halveret

1 frisk jalapeño, frøet og finthakket (se punkt)

2 spsk hakket frisk ingefær

3 finthakkede fed hvidløg

1½ pund udbenet, skindfri kyllingelår, skåret i tynde skiver og skåret i mundrette stykker

½ kop naturlig kokosmælk (såsom Nature's Way)

½ kop hønsefond (se Opskrift) eller hønsefond uden salt

1 spsk usaltet rødt karrypulver

½ tsk sort peber

½ kop hakkede friske basilikumblade

2 spsk frisk limesaft

Usødet revet kokosnød (valgfrit)

1. Varm kokosolien op i en meget stor stegepande ved middel varme. Tilføj citrongræs; kog og rør i 1 minut. Tilsæt svampe, løg, jalapeño, ingefær og hvidløg; kog og rør i 2 minutter eller indtil løget er blødt. Tilføj

kylling; kog cirka 3 minutter eller indtil kyllingen er gennemstegt.

2. I en lille skål kombineres kokosmælk, hønsefond, karrypulver og sort peber. Tilføj til kylling blanding i stegepande; kog 1 minut eller indtil væsken er lidt tykkere. Fjern fra varmen; rør frisk basilikum og limesaft i. Hvis det ønskes, drys portioner med kokos.

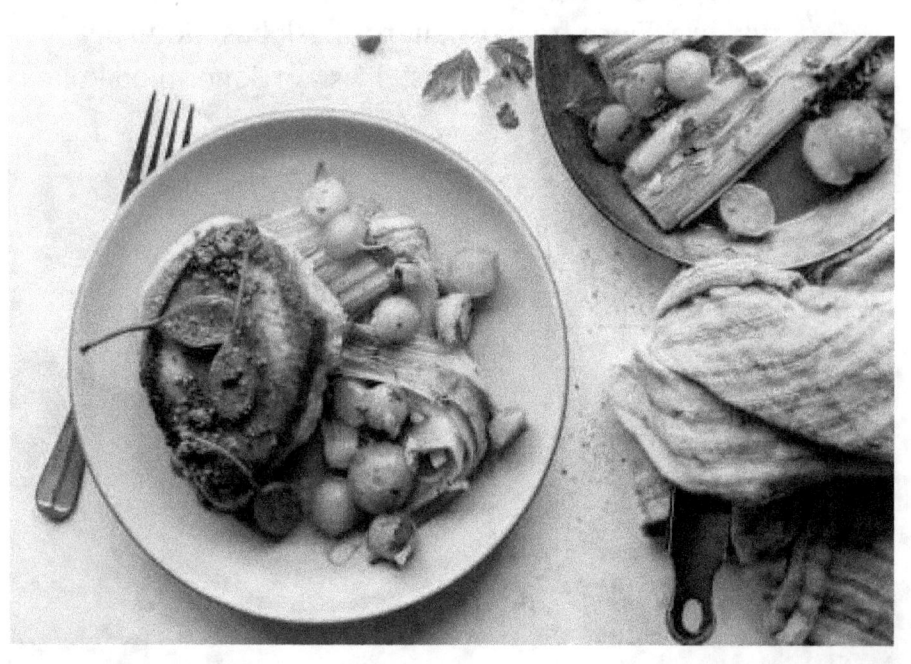

GRILLET KYLLING OG ESCAROLE SALAT MED ÆBLER

FORBEREDELSE: 30 minutter Grill: 12 minutter Udbytte: 4 portioner

HVIS DU KAN LIDE ET SØDERE ÆBLE, GÅ MED HONEYCRISP. HVIS DU KAN LIDE SYRLIGE ÆBLER, SÅ BRUG GRANNY SMITH ELLER PRØV EN BLANDING AF BEGGE VARIANTER FOR BALANCEN.

- 3 mellemstore Honeycrisp eller Granny Smith æbler
- 4 tsk ekstra jomfru olivenolie
- ½ kop finthakkede skalotteløg
- 2 spsk hakket frisk persille
- 1 spsk fjerkrækrydderi
- 3 til 4 hoveder escarole, i kvarte
- 1 pund malet kylling eller kalkunbryst
- ⅓ kop hakkede ristede hasselnødder*
- ⅓ kop klassisk fransk vinaigrette (se Opskrift)

1. Skær æblerne i halve og fjern kernehuset. Skræl og hak 1 af æblerne fint. I en mellemstor stegepande opvarmes 1 tsk olivenolie over medium varme. Tilsæt hakket æble og skalotteløg; kog indtil færdig. Rør persille og fjerkrækrydderi i. Lad afkøle.

2. Udkern imens de resterende 2 æbler og skær dem i kvarte. Pensl de afskårne sider af æbleskiverne og escarole med den resterende olivenolie. I en stor skål kombineres kylling og afkølet æbleblanding. Del i otte portioner; form hver del til en 2-tommers diameter patty.

3. Til en kul- eller gasgrill placeres kyllingefrikadeller og æblebåde på en grill direkte over medium varme. Dæk til og grill i 10 minutter, vend en gang halvvejs gennem tilberedningen. Tilsæt escarole, skær siderne ned. Dæk til og grill i 2 til 4 minutter, eller indtil escarolen er let forkullet, æblerne er bløde, og kyllingebøfferne er gennemstegte (165°F).

4. Hak endivien groft. Fordel escarolen mellem fire tallerkener. Pynt med kyllingefrikadeller, æbleskiver og hasselnødder. Dryp med klassisk fransk vinaigrette.

*Tip: For at riste hasselnødderne skal du forvarme ovnen til 350°F. Fordel valnødder i et enkelt lag i et lavt ovnfad. Bag 8 til 10 minutter eller indtil let ristet, ryst en gang for at riste jævnt. Lad nødderne køle lidt af. Læg varme valnødder på et rent viskestykke; gnid med et håndklæde for at fjerne løs hud.

TOSCANSK KYLLINGESUPPE MED GRØNKÅLSBÅND

FORBEREDELSE:15 minutters madlavning: 20 minutter
giver: 4 til 6 portioner

EN SKEFULD PESTO- DIT VALG AF BASILIKUM ELLER RUCOLA - GIVER MASSER AF SMAG TIL DENNE SOLIDE SUPPE KRYDRET MED SALTFRI FJERKRÆKRYDDERI. FOR AT HOLDE GRØNKÅLEN SPRØD OG SÅ NÆRENDE SOM MULIGT, KOG DEM TIL DE ER VISNE.

- 1 pund hakket kylling
- 2 spsk fjerkrækrydderi uden salt
- 1 tsk fintrevet citronskal
- 1 spsk olivenolie
- 1 kop hakket løg
- ½ kop hakkede gulerødder
- 1 kop hakket selleri
- 4 fed hvidløg, skåret i skiver
- 4 kopper hønsefond (se Opskrift) eller hønsefond uden salt
- 1 dåse (14,5 ounce) saltfri ristede tomater, udrænede
- 1 bundt Lacinato (toskansk) grønkål, stilke fjernet, skåret i bånd
- 2 spsk frisk citronsaft
- 1 tsk hakket frisk timian
- Basilikum eller rucola pesto (se kvitteringer)

1. Kombiner malet kylling, fjerkrækrydderi og citronskal i en mellemstor skål. Bland godt.

2. Opvarm olivenolien i en hollandsk ovn ved middel varme. Tilsæt kyllingeblanding, løg, gulerødder og selleri; kog 5 til 8 minutter, eller indtil kyllingen ikke længere er lyserød, rør rundt med en træske for at bryde kødet op og tilsæt hvidløgsskiver til det sidste minuts tilberedning. Tilsæt hønsefond og tomater. Lad det koge; sænke temperaturen. Dæk til og lad det simre i 15 minutter. Rør grønkål, citronsaft og timian i. Lad det simre uden låg i cirka 5 minutter, eller indtil grønkålen lige er visnet.

3. Før servering hældes suppen i serveringsskåle og pyntes med basilikum eller rucolapesto.

KYLLINGELARB

FORBEREDELSE:Kog 15 minutter: 8 minutter Afkøling: 20 minutter Udbytte: 4 portioner

DENNE VERSION AF DEN POPULÆRE THAILANDSKE RETAF STÆRKT KRYDRET KVÆRNET KYLLING OG GRØNTSAGER SERVERET I SALATBLADE ER UTROLIG LET OG SMAGFULD, UDEN TILSAT SUKKER, SALT OG FISKESAUCE (MEGET HØJT INDHOLD AF NATRIUM), SOM TRADITIONELT ER EN DEL AF INGREDIENSLISTEN. MED HVIDLØG, THAI PEBERFRUGT, CITRONGRÆS, LIMESKAL, LIMESAFT, MYNTE OG KORIANDER GÅR DU IKKE GLIP AF DEM.

- 1 spsk raffineret kokosolie
- 2 pund malet kylling (magert eller 95% malet bryst)
- 8 ounce champignon, hakket
- 1 kop finthakket rødløg
- 1 til 2 thailandske chilipeber, frøet og finthakket (se punkt)
- 2 spsk hakket hvidløg
- 2 spsk finthakket citrongræs*
- ¼ teskefuld stødt nelliker
- ¼ tsk sort peber
- 1 spsk fintrevet limeskal
- ½ kop frisk limesaft
- ⅓ kop tætpakkede friske mynteblade, hakket
- ⅓ kop tætpakket frisk koriander, hakket
- 1 hoved icebergsalat, adskilt i blade

1. Varm kokosolien op i en meget stor stegepande ved middel varme. Tilsæt kværnet kylling, svampe, løg, chilipeber(e), hvidløg, citrongræs, nelliker og sort peber. Kog 8 til 10 minutter, eller indtil kyllingen er gennemstegt, omrør med en træske for at bryde kødet op, mens det tilberedes. Dræn evt. Overfør kyllingeblandingen til en meget stor skål. Lad afkøle i cirka 20 minutter eller indtil lidt varmere end stuetemperatur, omrør lejlighedsvis.

2. Rør limeskal, limesaft, mynte og koriander i kyllingeblandingen. Server i salatblade.

*Tip: Du skal bruge en skarp kniv til at tilberede citrongræs. Skær den træagtige stilk fra bunden af stilken og de seje grønne blade fra toppen af planten. Fjern de to hårde ydre lag. Du skal have et stykke citrongræs omkring 6 inches lang og lysegul-hvid. Skær stilken i halve vandret, og skær derefter hver halvdel i halve igen. Skær hver fjerdedel af stilken meget tynde.

KYLLINGEBURGERE MED SICHUAN CASHEW SAUCE

FORBEREDELSE: 30 minutter tilberedning: 5 minutter grillning: 14 minutter giver: 4 portioner

CHILIOLIE OPNÅET VED OPVARMNINGOLIVENOLIE MED STØDT RØD PEBER KAN OGSÅ BRUGES PÅ ANDRE MÅDER. BRUG DEN TIL AT STEGE FRISKE GRØNTSAGER ELLER SMID DEM MED CHILIOLIE INDEN STEGNING.

- 2 spsk olivenolie
- ¼ tsk stødt rød peber
- 2 kopper rå cashewstykker, ristede (se punkt)
- ¼ kop olivenolie
- ½ kop revet zucchini
- ¼ kop finthakket purløg
- 2 fed hvidløg, hakket
- 2 tsk fintrevet citronskal
- 2 tsk revet frisk ingefær
- 1 pund malet kylling eller kalkunbryst

SICHUAN CASHEWSAUCE

- 1 spsk olivenolie
- 2 spsk finthakkede skalotteløg
- 1 spsk revet frisk ingefær
- 1 tsk kinesisk fem-krydderi pulver
- 1 tsk frisk limesaft
- 4 blade grøn krøllet eller smørsalat

1. Til chiliolien kombineres i en lille gryde olivenolie og stødt rød chili. Varm ved svag varme i 5 minutter. Fjern fra varmen; Lad afkøle.

2. Til cashewsmøret puttes cashewnødderne og 1 spsk olivenolie i en blender. Dæk og blend indtil cremet, stop med at skrabe siderne ned efter behov, og tilsæt yderligere olivenolie, 1 spsk ad gangen, indtil alle ¼ kop er brugt og smørret er meget blødt; lægge til side.

3. Kombiner zucchini, purløg, hvidløg, citronskal og 2 tsk ingefær i en stor skål. Tilføj malet kylling; Bland godt. Form kyllingeblandingen til fire ½ tomme tykke bøffer.

4. Til kul- eller gasgrillning placeres bøffer på en smurt grill direkte over medium varme. Dæk til og grill i 14 til 16 minutter eller indtil gennemstegt (165°F), vend én gang halvvejs gennem tilberedningen.

5. Imens til saucen varmes olivenolien op i en lille stegepande ved middel varme. Tilsæt grønne løg og 1 spsk ingefær; kog over medium varme i 2 minutter, eller indtil grønne løg er bløde. Tilsæt ½ kop cashewsmør (opbevar det resterende cashewsmør på køl i op til 1 uge), chiliolie, limesaft og pulver med fem krydderier. Kog i yderligere 2 minutter. Fjern fra varmen.

6. Anret bøfferne på salatbladene. Dryp med sauce.

TYRKISK KYLLING WRAPS

FORBEREDELSE:25 minutter stående: 15 minutter tilberedning: 8 minutter udbytte: 4 til 6 portioner

"BAHARAT" BETYDER SIMPELTHEN "KRYDDERI" PÅ ARABISK.ET ALSIDIGT KRYDDERI I DET MELLEMØSTLIGE KØKKEN, DET BRUGES OFTE TIL AT GNIDE FISK, FJERKRÆ OG KØD ELLER BLANDET MED OLIVENOLIE OG BRUGES SOM GRØNTSAGSMARINADE. KOMBINATIONEN AF VARME OG SØDE KRYDDERIER SOM KANEL, SPIDSKOMMEN, KORIANDER, NELLIKER OG PAPRIKA GØR DEN SÆRLIGT AROMATISK. TILSÆTNINGEN AF TØRRET MYNTE ER ET TYRKISK TWIST.

⅓ kop hakkede usvovlede tørrede abrikoser

⅓ kop hakkede tørrede figner

1 spsk uraffineret kokosolie

1½ pund hakket kyllingebryst

3 kopper hakket porre (kun hvide og lysegrønne dele) (3)

⅔ af en mellemgrøn og/eller rød peberfrugt, skåret i tynde skiver

2 spiseskefulde Baharat-krydderier (seOpskrift, nedenfor)

2 fed hvidløg, hakket

1 kop hakkede tomater med frø (2 mellemstore)

1 kop hakket og frøet agurk (½ medium)

½ kop hakkede usaltede afskallede pistacienødder, ristede (sepunkt)

¼ kop hakket frisk mynte

¼ kop hakket frisk persille

8 til 12 store blade af hovedsalat eller Bibb-salat

1. Læg abrikoser og figner i en lille skål. Tilsæt ⅔ kop kogende vand; lad stå i 15 minutter. Dræn og reserver ½ kop væske.

2. Varm imens kokosolien op i en meget stor stegepande ved middel varme. Tilføj malet kylling; kog 3 minutter under omrøring med en træske for at bryde kødet op under tilberedningen. Tilsæt porre, peber, Baharat-krydderier og hvidløg; kog og rør rundt i cirka 3 minutter, eller indtil kyllingen er gennemstegt og peberen er blød. Tilsæt abrikoser, figner, reserveret væske, tomater og agurk. Kog og rør rundt i cirka 2 minutter, eller indtil tomaterne og agurken lige begynder at bryde sammen. Rør pistacienødder, mynte og persille i.

3. Server kylling og grøntsager pakket ind i salatblade.

Baharat krydderier: Kombiner 2 spsk sød paprika i en lille skål; 1 spiseskefuld sort peber; 2 teskefulde tørret mynte, fint malet; 2 tsk malet spidskommen; 2 tsk malet koriander; 2 teskefulde stødt kanel; 2 teskefulde stødt nelliker; 1 tsk stødt muskatnød; og 1 tsk stødt kardemomme. Opbevares i en tæt lukket beholder ved stuetemperatur. Gør omkring ½ kop.

SPANSKE KORNISKE KYLLINGER

FORBEREDELSE: 10 minutter madlavning: 30 minutter grillning: 6 minutter giver: 2 til 3 portioner

DENNE OPSKRIFT KUNNE IKKE VÆRE NEMMERE- OG RESULTATERNE ER HELT FANTASTISKE. STORE MÆNGDER RØGET PAPRIKA, HVIDLØG OG CITRON GIVER DISSE FUGLE STOR SMAG.

- 2 1½ pund korniske kyllinger, optøet, hvis de er frosne
- 1 spsk olivenolie
- 6 fed hvidløg, finthakket
- 2 til 3 spiseskefulde røget sød paprika
- ¼ til ½ tsk cayennepeber (valgfrit)
- 2 citroner i kvarte
- 2 spsk hakket frisk persille (valgfrit)

1. Forvarm ovnen til 375°F. Til at kvartere kyllinger skal du bruge en køkkensaks eller en skarp kniv til at skære langs begge sider af den smalle rygrad. Butterfly åbner fuglen og skær hønen i halve gennem brystbenet. Fjern bagparten ved at skære skindet og kødet af, der adskiller lårene fra brystet. Hold vingen og brystet intakt. Gnid olivenolie over de Cornish kyllingestykker. Drys med hakket hvidløg.

2. Læg kyllingestykkerne med skindsiden opad i en meget stor ovnfast bradepande. Drys med røget paprikapulver og cayennepeber. Pres citronbåde over kyllinger; tilsæt citronbåde til bradepanden. Vend kyllingestykkerne med skindsiden nedad i gryden.

Dæk til og kog i 30 minutter. Tag bradepanden ud af ovnen.

3. Forvarm grillen. Vend stykkerne ved hjælp af en tang. Juster ovnristen. Grill 4 til 5 tommer fra varme i 6 til 8 minutter, indtil skindet er gyldenbrunt og kyllingerne er gennemstegte (175 ° F). Drys med kogevæske. Drys eventuelt med persille.

PISTACIESTEG CORNISH KYLLINGER MED RUCOLA, ABRIKOS OG FENNIKELSALAT

FORBEREDELSE: 30 minutters afkøling: 2 til 12 timers stegning: 50 minutter hvile: 10 minutter tilberedning: 8 portioner

LAVEDE EN PISTACIEPESTOMED PERSILLE, TIMIAN, HVIDLØG, APPELSINSKAL, APPELSINJUICE OG OLIVENOLIE SMULDRES IND UNDER HUDEN PÅ HVER FUGL INDEN MARINERING.

- 4 korniske kyllinger, 20 til 24 ounce
- 3 kopper rå pistacienødder
- 2 spsk hakket frisk italiensk persille
- 1 spsk hakket timian
- 1 stort fed hvidløg, hakket
- 2 tsk fintrevet appelsinskal
- 2 spsk frisk appelsinjuice
- ¾ kop olivenolie
- 2 store løg, skåret i tynde skiver
- ½ kop frisk appelsinjuice
- 2 spsk frisk citronsaft
- ¼ tsk friskkværnet sort peber
- ¼ tsk tør sennep
- 2 5-ounce pakker rucola
- 1 stor fennikelløg, fint revet
- 2 spsk hakkede fennikelblade
- 4 abrikoser, udstenede og skåret i tynde skiver

1. Skyl indersiden af Cornish-kyllingerne. Bind benene sammen med køkkengarn af 100 % bomuld. Stik vingerne under kroppene; lægge til side.

2. Kom pistacienødder, persille, timian, hvidløg, appelsinskal og appelsinjuice i en foodprocessor eller blender. Bearbejd indtil der dannes en groft pasta. Mens processoren kører, tilsæt ¼ kop olivenolie i en langsom, jævn strøm.

3. Brug fingrene til at løsne skindet på siden af et kyllingebryst for at skabe en lomme. Fordel en fjerdedel af pistacieblandingen jævnt under huden. Gentag med de resterende kyllinger og pistacieblanding. Fordel snittede løg i bunden af bradepanden; Læg kyllingerne med brystsiden opad på løgene. Dæk og stil på køl i 2 til 12 timer.

4. Forvarm ovnen til 425°F. Steg kyllingerne i 30 til 35 minutter, eller indtil et øjeblikkeligt termometer indsat i en muskel på inderlåret registrerer 175°F.

5. Bland imens appelsinjuice, citronsaft, peber og sennep i en lille skål til dressingen. Bland godt. Tilsæt den resterende ½ kop olivenolie i en langsom, jævn strøm, mens du pisker konstant.

6. Til salaten blandes rucola, fennikel, fennikelblade og abrikoser i en stor skål. Dryp let med dressing; rør grundigt. Reserver ekstra dressing til anden brug.

7. Tag kyllingerne ud af ovnen; dæk løst med folie og lad stå i 10 minutter. For at servere skal du fordele salaten jævnt mellem otte serveringsskåle. Skær

kyllingerne i halve på langs; læg kyllingehalvdelene på salaterne. Server straks.

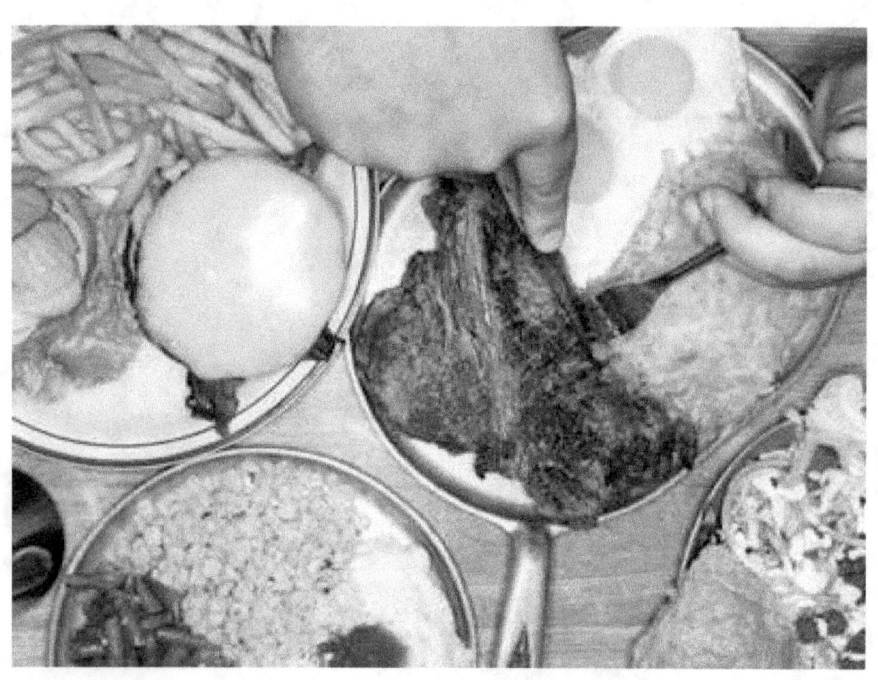

ANDEBRYST MED GRANATÆBLE OG JICAMA SALAT

FORBEREDELSE: 15 minutter madlavning: 15 minutter gør: 4 portioner

KLIP ET DIAMANTMØNSTER UD FRAFEDTET FRA ANDEBRYSTENE GØR DET MULIGT FOR FEDTET AT SMELTE VÆK, MENS DU TILBEREDER BRYSTERNE KRYDRET MED GARAM MASALA. DRÅBERNE KOMBINERES MED JICAMA, GRANATÆBLEKERNER, APPELSINJUICE OG OKSEBOUILLON OG SLYNGES MED PEBRET GRØNTSAGER FOR AT VISNE DEM LET.

- 4 udbenede Moscovy andebryst (ca. 1½ til 2 pund i alt)
- 1 spsk garam masala
- 1 spsk uraffineret kokosolie
- 2 kopper skrællet jicama i tern
- ½ kop granatæblekerner
- ¼ kop frisk appelsinjuice
- ¼ kop oksebensbouillon (se Opskrift) eller oksefond uden salt
- 3 kopper brøndkarse, stilke fjernet
- 3 kopper revet krøllet endivie og/eller tyndt skåret cikorie

1. Brug en skarp kniv til at lave lavvandede diamantudskæringer i fedtet fra andebrystene, 1 tomme fra hinanden. Drys begge sider af brysthalvdelene med garam masala. Varm en ekstra stor stegepande op over medium-høj varme. Smelt kokosolien i den varme stegepande. Læg

brysthalvdelene med skindsiden nedad i gryden. Steg i 8 minutter med skindsiden nedad, pas på ikke at brune for hurtigt (reducer evt. varmen). Vend andebrystene; kog yderligere 5 til 6 minutter, eller indtil et øjeblikkeligt termometer indsat i brysthalvdelene viser 145°F for medium. Fjern brysthalvdelene og reserver pandesaft; dæk med folie for at holde varmen.

2. Til dressing tilsættes jicama til væsken i stegepanden; kog og rør i 2 minutter ved middel varme. Tilsæt granatæblekerner, appelsinjuice og oksefond til gryden. Lad det koge; fjern straks fra varmen.

3. Til salaten blandes brøndkarse og frise i en stor skål. Hæld varm dressing over greens; kaste til belægning.

4. Fordel salaten på fire tallerkener. Skær andebrystene i tynde skiver og fordel dem over salaterne.

KALKUNSTEGT MED HVIDLØGSGULERODSPURÉ

FORBEREDELSE:1 times stegning: 2 timer og 45 minutter
Hvile: 15 minutter Gør: 12 til 14 portioner

KIG EFTER EN KALKUN, DER HAR DETIKKE INJICERES MED SALTVANDSOPLØSNING. HVIS ETIKETTEN SIGER "FORBEDRET" ELLER "SELVVANDENDE", ER DEN SANDSYNLIGVIS FULD AF NATRIUM OG ANDRE TILSÆTNINGSSTOFFER.

- 1 kalkun, 12 til 14 pund
- 2 spiseskefulde middelhavsurter (seOpskrift)
- ¼ kop olivenolie
- 3 pund mellemstore gulerødder, skrællet, trimmet og halveret eller delt i kvarte på langs
- 1 opskrift Hvidløgsrodpuré (seOpskrift, nedenfor)

1. Forvarm ovnen til 425°F. Fjern hals og indmad fra kalkun; reservere til anden brug, hvis det ønskes. Pil forsigtigt huden fra kanten af brystet. Før fingrene ind under huden for at skabe en lomme på toppen af brystet og over trommestikkerne. Ske 1 spiseskefuld middelhavsurter under huden; brug fingrene til at fordele det jævnt over brystet og trommestikkerne. Træk nakkehuden tilbage; sikres med et spyd. Stik enderne af trommestikkerne under skindstrimlen over halen. Hvis der ikke er nogen skindstrimmel, bindes trommestikkerne godt fast i halen med køkkengarn af 100 % bomuld. Vrid vingespidserne under ryggen.

2. Læg kalkunen med brystsiden opad på en rist i en lav, ekstra stor bradepande. Pensl kalkunen med 2 spsk olie. Drys kalkunen med de resterende middelhavsurter. Indsæt et ovnfast kødtermometer i midten af en inderlårmuskel; termometeret må ikke røre knoglen. Dæk kalkunen løst med folie.

3. Steg i 30 minutter. Reducer ovntemperaturen til 325 ° F. Steg i 1 time og 30 minutter. I en meget stor skål kombineres gulerødderne og de resterende 2 spsk olie; kaste til belægning. Fordel gulerødderne i et stort ovnfast fad. Fjern folien fra kalkunen og klip en stribe skind eller snor mellem trommestikkerne. Rist gulerødder og kalkun i yderligere 45 minutter til 1¼ time, eller indtil termometeret viser 175°F.

4. Tag kalkunen ud af ovnen. Tæppe; lad stå 15 til 20 minutter før skæring. Server kalkunen med gulerødder og hvidløgsgulerodspuré.

Hvidløgsrodpuré: Skær og skræl 3 til 3½ pund rutabaga og 1½ til 2 pund knoldselleri; skæres i 2 cm stykker. Kog rutabagas og knoldselleri i en 6-liters gryde i nok kogende vand til at dække dem i 25 til 30 minutter eller indtil de er møre. Imens kombinerer du i en lille gryde 3 spsk ekstra jomfruolie og 6-8 hakkede fed hvidløg. Kog ved lav varme i 5 til 10 minutter, eller indtil hvidløget er meget duftende, men ikke gyldenbrunt. Tilsæt forsigtigt ¾ kop hønsefond (se<u>Opskrift</u>) eller hønsefond uden salt. Lad det koge; fjern fra varmen. Dræn grøntsagerne og kom dem tilbage i gryden. Mos grøntsagerne med en kartoffelmoser eller pisk med en el-mixer ved svag varme. Tilsæt ½ tsk sort peber. Purér eller rør gradvist bouillonblandingen i, indtil grøntsagerne er kombineret og næsten glatte. Tilsæt om nødvendigt ¼ kop ekstra hønsefond for at opnå den ønskede konsistens.

FYLDT KALKUNFILET MED PESTOSAUCE OG RUCOLASALAT

FORBEREDELSE: 30 minutter Stegning: 1 time 30 minutter Tilberedning: 20 minutter Gør: 6 portioner

DETTE ER FOR ELSKERE AF HVIDT KØDDER - EN SPRØD KALKUNFILET FYLDT MED SOLTØRREDE TOMATER, BASILIKUM OG MIDDELHAVSURTER. RESTER GØR EN GOD FROKOST.

- 1 kop usvovlede soltørrede tomater (ikke pakket i olie)
- 1 udbenet kalkunbryst halvdel, 4 pund, skind på
- 3 teskefulde middelhavsurter (seOpskrift)
- 1 kop løst pakket friske basilikumblade
- 1 spsk olivenolie
- 8 ounce baby rucola
- 3 store tomater, halveret og skåret i skiver
- ¼ kop olivenolie
- 2 spsk rødvinseddike
- Sort peber
- 1½ kop basilikumpesto (seOpskrift)

1. Forvarm ovnen til 375°F. I en lille skål, hæld nok kogende vand over de soltørrede tomater til at dække dem. Lad stå i 5 minutter; afdryp og hak fint.

2. Læg kalkunbrystet med skindsiden nedad på et stort stykke plastfolie. Læg endnu et ark plastfolie over kalkunen. Brug den flade side af en kødhammer til at banke forsigtigt brystet til en jævn tykkelse, cirka ¾ tomme tykt. Kassér plastikfolien. Drys 1½ tsk middelhavsurter over kødet. Pynt med tomater og

basilikumblade. Rul forsigtigt kalkunbrystet op, og behold skindet på ydersiden. Bind stegen fire til seks steder med køkkengarn af 100 % bomuld. Pensl med 1 spsk olivenolie. Drys stegen med de resterende 1½ tsk middelhavsurter.

3. Læg stegen på en rist i et lavt fad med skindsiden opad. Steg uden låg i 1½ time, eller indtil et termometer, der kan aflæses i nærheden af midten, registrerer 165°F, og skindet er brunt og sprødt. Tag kalkunen ud af ovnen. Dæk løst med folie; lad stå 20 minutter før skæring.

4. Til rucolasalaten kombineres i en stor skål rucola, tomater, ¼ kop olivenolie, eddike og peber efter smag. Fjern strengene fra stegen. Skær kalkunen i tynde skiver. Server med en rucolasalat og basilikumpesto.

KRYDRET KALKUNFILET MED CHERRY BBQ SAUCE

FORBEREDELSE: 15 minutter Stegning: 1 time 15 minutter
Tilberedning: 45 minutter Gør: 6-8 portioner

DET ER EN FANTASTISK OPSKRIFTSERVER ET PUBLIKUM VED EN BAGGÅRDSGRILL, HVIS DU VIL LAVE NOGET ANDET END BURGERE. SERVER DEN MED EN SPRØD SALAT, SÅSOM EN SPRØD BROCCOLISALAT (SE<u>OPSKRIFT</u>) ELLER REVET ROSENKÅLSSALAT (SE<u>OPSKRIFT</u>).

- 1 helt udbenet kalkunbryst, 4 til 5 pund
- 3 spiseskefulde røgede urter (se<u>Opskrift</u>)
- 2 spsk frisk citronsaft
- 3 spiseskefulde olivenolie
- 1 kop tør hvidvin, såsom Sauvignon Blanc
- 1 kop friske eller frosne usødede Bing-kirsebær, udstenede og hakkede
- ⅓ kop vand
- 1 kop barbecue sauce (se<u>Opskrift</u>)

1. Lad kalkunfileten hvile i 30 minutter ved stuetemperatur. Forvarm ovnen til 325°F. Læg kalkunbrystet med skindsiden opad på en rist i en bradepande.

2. I en lille skål blandes røgede urter, citronsaft og olivenolie sammen til en pasta. Skræl hud fra kød; Fordel forsigtigt halvdelen af dejen over kødet under skindet. Fordel resten af pastaen jævnt over huden. Hæld vinen i bunden af gryden.

3. Steg i 1¼ til 1½ time, eller indtil skindet er brunt, og et øjeblikkeligt termometer indsat i midten af stegen (den rører ikke knoglerne) registrerer 170°F, roterer stegen halvvejs gennem stegningen. Lad stå 15 til 30 minutter før skæring.

4. I mellemtiden, til Cherry BBQ Saucen, kombineres kirsebær og vand i en mellemstor gryde. Lad det koge; sænke temperaturen. Lad det simre uden låg i 5 minutter. Rør grillsauce i; simre i 5 minutter. Serveres lun eller ved stuetemperatur med kalkunen.

KALKUNFILET STUVET I VIN

FORBEREDELSE: 30 minutter madlavning: 35 minutter gør: 4 portioner

TILBEREDNING AF DEN STEGTE KALKUN I EN KOMBINATION AF VIN, HAKKEDE ROMA TOMATER, HØNSEFOND, FRISKE KRYDDERURTER OG STØDT RØD PEBER GIVER DET EN FANTASTISK SMAG. SERVER DENNE GRYDERET I LAVE SKÅLE OG MED STORE SKEER FOR EN SMAGFULD BOUILLON I HVER BID.

- 2 kalkunbryster, 8 til 12 ounce, skåret i 1-tommers stykker
- 2 spsk fjerkrækrydderi uden salt
- 2 spsk olivenolie
- 6 fed hvidløg, hakket (1 spsk)
- 1 kop hakket løg
- ½ kop hakket selleri
- 6 romatomater, frøet og hakket (ca. 3 kopper)
- ½ kop tør hvidvin, såsom Sauvignon Blanc
- ½ kop hønsefond (se[Opskrift](Opskrift)) eller hønsefond uden salt
- ½ tsk finthakket frisk rosmarin
- ¼ til ½ tsk stødt rød peber
- ½ kop friske basilikumblade, hakket
- ½ kop hakket frisk persille

1. I en stor skål blandes kalkunstykkerne med fjerkrækrydderierne til at dække. Opvarm 1 spsk olivenolie over medium varme i en meget stor nonstick-gryde. Arbejd i partier og steg kalkunen i

varm olie, indtil den er brun på alle sider. (Kalkunen skal ikke koges.) Kom over på en tallerken og hold den varm.

2. Tilsæt den resterende spiseskefuld olivenolie til gryden. Øg varmen til medium-høj. Tilsæt hvidløg; kog og rør i 1 minut. Tilsæt løg og selleri; kog og rør i 5 minutter. Tilsæt kalkun- og pandesaft, tomater, vin, hønsefond, rosmarin og stødt rød peber. Reducer varmen til medium-lav. Dæk til og kog i 20 minutter under omrøring af og til. Tilsæt basilikum og persille. Afdæk og kog i yderligere 5 minutter, eller indtil kalkunen ikke længere er lyserød.

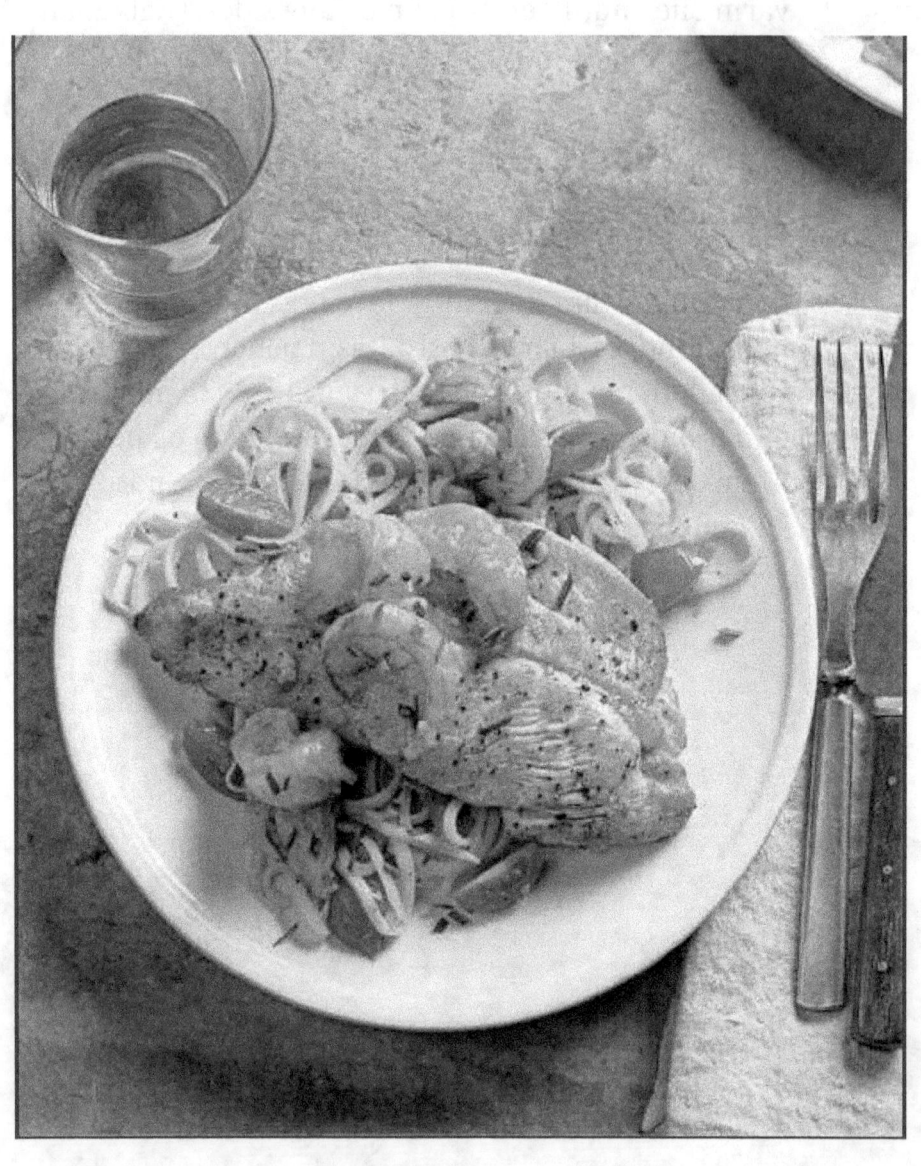

STEGT KALKUNFILET MED SCAMPI OG PURLØGSAUCE

FORBEREDELSE: 30 minutter madlavning: 15 minutter gør: 4 portionerFOTO

SKÆR KALKUNFILETERNE I HALVEVANDRET SÅ JÆVNT SOM MULIGT, TRYK DEM LET MED HÅNDFLADEN, MENS DU TRYKKER KONSTANT, MENS DU SKÆRER KØDET.

- ¼ kop olivenolie
- 2 kalkunbrystfileter, 8 til 12 ounce, halveret vandret
- ¼ tsk friskkværnet sort peber
- 3 spiseskefulde olivenolie
- 4 fed hvidløg, hakket
- 8 ounce pillede og deveirede mellemstore rejer, haler fjernet og halveret på langs
- ¼ kop tør hvidvin, hønsefond (seOpskrift), eller hønsefond uden salt
- 2 spsk hakket frisk purløg
- ½ tsk fintrevet citronskal
- 1 spsk frisk citronsaft

Græskar- og tomatnudler (seOpskrift, nedenfor) (valgfrit)

1. I en meget stor stegepande opvarmes 1 spsk olivenolie over medium varme. Tilføj kalkun til stegepanden; drys med peber. Reducer varmen til medium. Bag 12 til 15 minutter, eller indtil saften ikke længere er lyserød, og saften er klar (165°F), vend én gang halvvejs gennem tilberedningen. Fjern kalkunbøfferne fra panden. Dæk med folie for at holde varmen.

2. Til saucen opvarmes de 3 spsk olie i samme stegepande ved middel varme. Tilsæt hvidløg; kog 30 sekunder. Rør i rejer; kog og rør i 1 minut. Rør vin, purløg og citronskal i; kog og rør 1 minut mere eller indtil rejerne er uigennemsigtige. Fjern fra varmen; rør citronsaften i. Før servering hældes saucen over kalkunbøfferne. Server med græskarnudler og tomater, hvis det ønskes.

Squash- og tomatnudler: Brug en mandolin- eller julienneskræller til at skære 2 gule sommergræskar i julienne-strimler. Opvarm 1 spsk ekstra jomfru olivenolie over medium varme i en stor stegepande. Tilføj græskarstrimlerne; kog 2 minutter. Tilsæt 1 kop kvarte druetomater og ¼ tsk friskkværnet sort peber; kog 2 minutter længere, eller indtil squashen er sprød-mør.

BRAISEREDE KALKUNLÅR MED RODFRUGTER

FORBEREDELSE: 30 minutters tilberedning: 1 time 45 minutter udbytte: 4 portioner

DETTE ER EN AF DE RETTERSOM DU FÅR LYST TIL AT LAVE EN KØLIG EFTERÅRSEFTERMIDDAG, NÅR DU HAR TID TIL AT GÅ RUNDT, MENS DET SIMRER I OVNEN. HVIS MOTION IKKE VÆKKER DIN APPETIT, VIL DEN VIDUNDERLIGE AROMA, NÅR DU GÅR GENNEM DØREN HELT SIKKERT GØRE DET.

3 spiseskefulde olivenolie

4 kalkunlår, 20 til 24 ounce

½ tsk friskkværnet sort peber

6 fed hvidløg, pillede og knuste

1½ tsk fennikelfrø, knust

1 tsk hel allehånde, knust*

1½ dl hønsefond (se[Opskrift](Opskrift)) eller hønsefond uden salt

2 kviste frisk rosmarin

2 kviste frisk timian

1 laurbærblad

2 store løg, pillede og skåret i 8 skiver hver

6 store gulerødder, skrællet og skåret i 1-tommers skiver

2 store majroer, skrællet og skåret i 1-tommers terninger

2 mellemstore pastinakker, skrællet og skåret i 2,5 cm skiver**

1 knoldselleri, skrællet og skåret i 1 cm stykker

1. Forvarm ovnen til 350°F. Varm olivenolien op i en stor stegepande ved middel varme, indtil den koger. Tilføj

2 kalkunben. Kog i cirka 8 minutter, eller indtil lårene er brunede og sprøde på alle sider og bruner jævnt. Læg kalkunlårene på en tallerken; gentag med de resterende 2 kalkunben. Læg til side.

2. Tilsæt peberfrugt, hvidløg, fennikelfrø og allehåndefrø til gryden. Kog og rør ved middel varme i 1-2 minutter eller indtil dufter. Rør hønsefond, rosmarin, timian og laurbærblad i. Bring i kog, under omrøring for at skrabe eventuelle brunede stykker op fra bunden af gryden. Tag gryden af varmen og stil til side.

3. Kom løg, gulerødder, majroer, pastinak og knoldselleri i en meget stor bradepande med tætsluttende låg. Tilsæt væske fra stegepande; kaste til belægning. Pres kalkunlårene ned i grøntsagsblandingen. Dæk med låg.

4. Bag i cirka 1 time og 45 minutter eller indtil grøntsagerne er møre og kalkunen er gennemstegt. Server kalkunlår og grøntsager i store lave skåle. Hæld pandesaften over.

*Tip: For at knuse allehånde og fennikelfrø skal du lægge frøene på et skærebræt. Tryk ned med den flade side af en kokkekniv for let at knuse frøene.

**Tip: Skær alle store stykker af pastinakken i tern.

KALKUNFRIKADELL MED KRYDRET LØGKETCHUP OG RISTEDE KÅLBÅDE

FORBEREDELSE:15 minutter tilberedning: 30 minutter tilberedning: 1 time 10 minutter hvile: 5 minutter Udbytte: 4 portioner

DEN KLASSISKE FRIKADELLE MED KETCHUP ER BESTEMTPÅ PALEO-MENUEN, NÅR KETCHUP (SE<u>OPSKRIFT</u>) ER FRI FOR SALT OG TILSAT SUKKER. HER BLANDES KETCHUP MED KARAMELLISEREDE LØG, SOM LÆGGES OVENPÅ KØDBRØDET INDEN TILBEREDNING.

- 1½ pund malet kalkun
- 2 æg, let pisket
- ½ kop mandelmel
- ⅓ kop hakket frisk persille
- ¼ kop tynde skiver grønne løg (2)
- 1 spsk hakket frisk salvie eller 1 tsk tørret salvie, knust
- 1 spsk hakket frisk timian eller 1 tsk tørret timian, knust
- ¼ tsk sort peber
- 2 spsk olivenolie
- 2 søde løg, halveret og skåret i tynde skiver
- 1 kop paleo ketchup (se<u>Opskrift</u>)
- 1 lille hovedkål, halveret, kernet ud og skåret i 8 tern
- ½ til 1 tsk stødt rød peber

1. Forvarm ovnen til 350°F. Beklæd en stor bradepande med bagepapir; lægge til side. I en stor skål kombineres den malede kalkun, æg, malede mandler, persille, grønne løg, salvie, timian og sort peber. I den

forberedte bradepande, form kalkunblandingen til et 8 x 4-tommers brød. Bages i 30 minutter.

2. Til den karamelliserede løgketchup opvarmes imens 1 spsk olivenolie i en stor stegepande ved middel varme. Tilføj løg; kog omkring 5 minutter eller indtil løg begynder at brune, omrør ofte. Reducer varmen til medium-lav; kog ca. 25 minutter, eller indtil de er gyldenbrune og meget bløde, under omrøring af og til. Fjern fra varmen; rør paleo ketchup i.

3. Hæld noget af den karamelliserede løgketchup over kalkunbasteren. Arranger kålbåde rundt om brødet. Dryp kål med resterende 1 spsk olivenolie; drys med stødt rød peber. Bages i cirka 40 minutter, eller indtil et termometer, der er sat ind i midten af brødet, registrerer 165°F, og top derefter med yderligere karameliseret løgketchup, og vend kålstykkerne efter 20 minutter. Lad kalkunbassen hvile i 5-10 minutter, inden den skæres i skiver.

4. Server kalkunsandwichen med kålbåde og eventuelt resterende karameliseret løgketchup.

POSOLE KALKUN

FORBEREDELSE:20 minutter Grill: 8 minutter Tilberedning: 16 minutter Gør: 4 portioner

GARNITURE TIL DENNE TRØSTENDE MEXICANSKE SUPPE ER MERE END GARNITURE. KORIANDER TILFØJER EN KARAKTERISTISK SMAG, AVOCADO GIVER CREMET OG RISTEDE GRÆSKARKERNER GIVER ET LÆKKERT KNAS.

8 friske tomater

1¼ til 1½ pund malet kalkun

1 rød peberfrugt, udkernet og skåret i tynde strimler

½ kop hakket løg (1 medium)

6 fed hvidløg, hakket (1 spsk)

1 spsk mexicanske urter (se Opskrift)

2 kopper hønsefond (se Opskrift) eller hønsefond uden salt

1 dåse (14,5 ounce) saltfri ristede tomater, udrænede

1 jalapeño eller serrano peber, frøet og finthakket (se punkt)

1 mellemstor avocado, halveret, skrællet, udstenet og skåret i tynde skiver

¼ kop usaltede græskarkerner, ristede (se punkt)

¼ kop hakket frisk koriander

Limebåde

1. Forvarm grillen. Fjern bælgerne fra tomaterne og kassér dem. Vask tomaterne og halver dem. Placer tomatillohalvdelene på den uopvarmede rist i en slagtekyllingspande. Grill 4 til 5 tommer fra varme i 8

til 10 minutter eller indtil let forkullet, vend en gang halvvejs gennem madlavningen. Lad afkøle lidt på pladen på en rist.

2. I mellemtiden koger du kalkunen, peberfrugten og løget i en stor stegepande ved middel varme i 5 til 10 minutter, eller indtil kalkunen er brunet og grøntsagerne er møre, og rør rundt med en træske for at bryde kødet op, mens det kokke. Hæld eventuelt fedt fra, hvis det er nødvendigt. Tilsæt hvidløg og mexicanske krydderier. Kog og rør i yderligere 1 minut.

3. Kombiner cirka to tredjedele af de forkullede tomatillos og 1 kop hønsefond i en blender. Dæk til og blend indtil glat. Tilføj til kalkunblandingen i stegepande. Rør den resterende 1 kop kyllingebouillon, udrænede tomater og chili i. Hak de resterende tomater groft; tilsæt til kalkunblandingen. Lad det koge; sænke temperaturen. Læg låg på og lad det simre i 10 minutter.

4. For at servere hældes suppen i lave serveringsskåle. Pynt med avocado, græskarkerner og koriander. Si limebåde til at presse over suppen.

KYLLINGEBENSBOUILLON

FORBEREDELSE:15 minutters stegning: 30 minutter tilberedning: 4 timer afkøling: udbytte natten over: ca. 10 kopper

FOR DEN FRISKESTE OG HØJESTE SMAGNÆRINGSVÆRDI - BRUG HJEMMELAVET HØNSEFOND I DINE OPSKRIFTER. (DET INDEHOLDER HELLER IKKE SALT, KONSERVERINGSMIDLER ELLER TILSÆTNINGSSTOFFER.) RISTNING AF KNOGLERNE FØR SIMRE FORBEDRER SMAGEN. MENS DE LANGSOMT KOGER I VÆSKE, TILFØRER KNOGLERNE BOUILLONEN MED MINERALER SOM CALCIUM, FOSFOR, MAGNESIUM OG KALIUM. SLOW COOKER-VERSIONEN NEDENFOR GØR DEN SÆRLIG NEM AT LAVE. FRYS DET NED I BEHOLDERE MED 2 OG 4 KOPPER, OG OPTØ KUN DET, DU HAR BRUG FOR.

- 2 pund kyllingevinger og ryg
- 4 gulerødder, i stykker
- 2 store porrer, kun hvide og lysegrønne dele, skåret i tynde skiver
- 2 stilke selleri med blade, groft hakket
- 1 pastinak, groft hakket
- 6 store kviste italiensk persille (flade)
- 6 kviste frisk timian
- 4 fed hvidløg, halveret
- 2 tsk hele sorte peberkorn
- 2 hele nelliker
- Koldt vand

1. Forvarm ovnen til 425°F. Arranger kyllingevinger og ryg på en stor bageplade; steg 30 til 35 minutter eller indtil gyldenbrun.

2. Overfør de brunede kyllingestykker og eventuelle brunede stykker, der har samlet sig på bagepladen, til en stor gryde. Tilsæt gulerødder, porre, selleri, pastinak, persille, timian, hvidløg, pebernødder og nelliker. Tilsæt nok koldt vand (ca. 12 kopper) til en stor gryde til at dække kyllingen og grøntsagerne. Bring i kog ved middel varme; juster varmen for at holde fonden ved et meget lavt kogepunkt, med bobler lige på overfladen. Læg låg på og lad det simre i 4 timer.

3. Si den varme bouillon gennem et stort dørslag beklædt med to lag fugtigt 100 % bomulds osteklæde. Kassér de faste stoffer. Dæk fonden til og stil på køl natten over. Før brug fjernes og kasseres fedtlaget fra toppen af fonden.

Tip: For at gøre fonden klar (valgfrit) kombineres 1 æggehvide, 1 knust æggeskal og ¼ kop koldt vand i en lille skål. Rør den sigtede bouillonblanding i gryden. Bring tilbage i kog. Fjern fra varmen; lad stå i 5 minutter. Si den varme bouillon gennem et dørslag beklædt med et frisk dobbelt lag 100% bomulds osteklæde. Stil i køleskabet og fjern fedtet inden brug.

Slow Cooker Instruktioner: Forbered som anvist bortset fra trin 2, placer ingredienserne i en 5-6 liter slow cooker. Dæk til og kog over lav varme i 12 til 14 timer. Fortsæt som anvist i trin 3. Gør cirka 10 kopper.

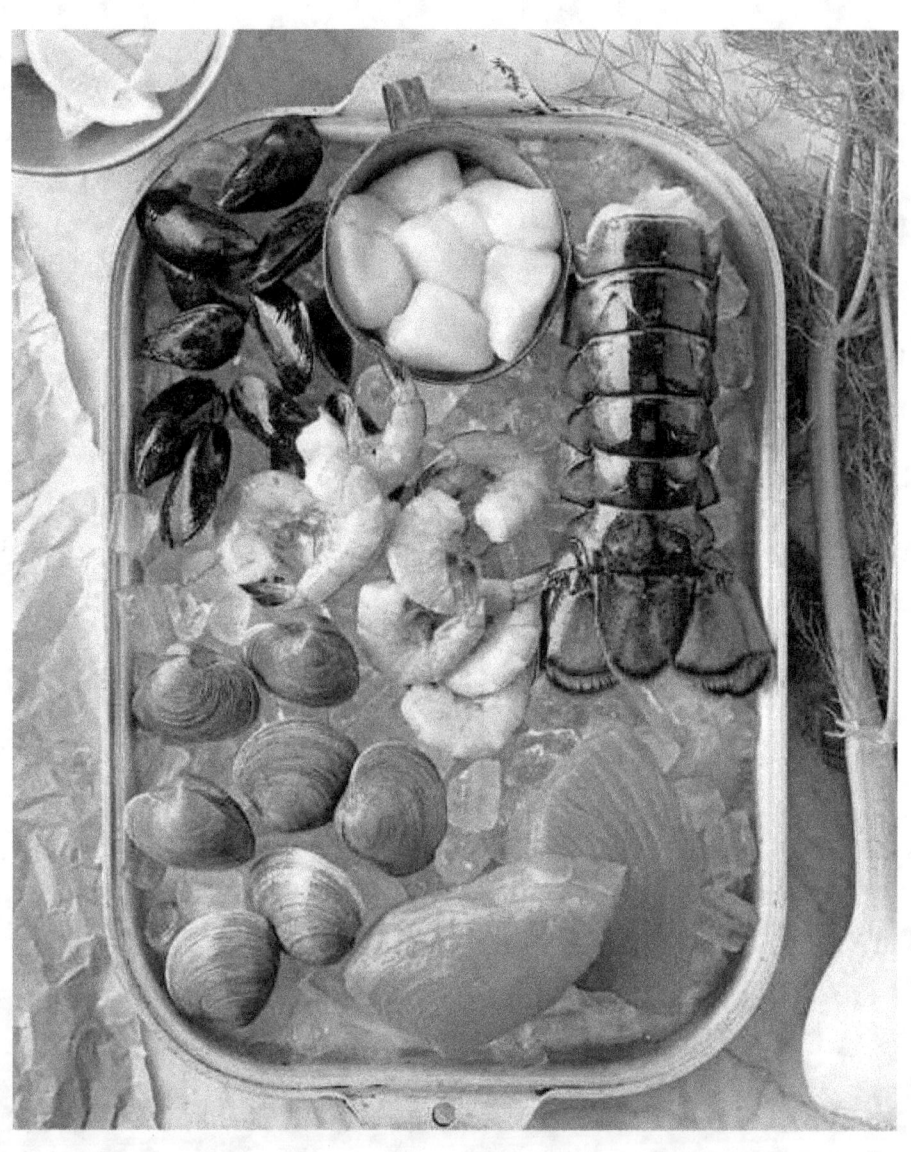

GRØN HARISSA LAKS

FORBEREDELSE: 25 minutter tilberedning: 10 minutter grillning: 8 minutter giver: 4 portioner<u>FOTO</u>

DER ANVENDES EN STANDARDSKRÆLLERSKÆR RÅ FRISKE ASPARGES I TYNDE STRIMLER TIL SALATEN. DET HELE OVERHÆLDT MED EN LYS CITRUSVINAIGRETTE (SE<u>OPSKRIFT</u>) OG TOPPET MED RISTEDE OG RØGEDE SOLSIKKEKERNER ER DET ET FORFRISKENDE TILBEHØR TIL LAKS OG EN KRYDRET GRØN URTESAUCE.

LAKS
    4 friske eller frosne laksefileter uden skind, 6 til 8 ounce, omkring 1 tomme tykke
    Olivenolie

HARISSA
    1½ tsk spidskommen frø
    1½ tsk korianderfrø
    1 kop tætpakkede friske persilleblade
    1 kop grofthakket frisk koriander (blade og stilke)
    2 jalapeños, frøet og groft hakket (se<u>punkt</u>)
    1 grønt løg, hakket
    2 fed hvidløg
    1 tsk fintrevet citronskal
    2 spsk frisk citronsaft
    ⅓ kop olivenolie

KRYDREDE SOLSIKKEFRØ
    ⅓ kop rå solsikkefrø

1 tsk olivenolie

1 tsk røgede urter (se<u>Opskrift</u>)

SALAT

12 store aspargesspyd, trimmet (ca. 1 pund)

⅓ kop klar citrusvinaigrette (se<u>Opskrift</u>)

1. Tø fisk, hvis den er frossen; tørres af med køkkenrulle. Pensl let begge sider af fisken med olivenolie. Læg til side.

2. Til harissaen rister du i en lille stegepande spidskommen og korianderfrø ved middel varme i 3 til 4 minutter, eller indtil de er let ristede og dufter. I en foodprocessor kombineres de ristede spidskommen og korianderfrø, persille, koriander, jalapeños, grønne løg, hvidløg, citronskal, citronsaft og olivenolie. Bearbejd indtil glat. Læg til side.

3. For de krydrede solsikkekerner skal du forvarme ovnen til 300°F. Beklæd en bageplade med bagepapir; lægge til side. I en lille skål kombineres solsikkekernerne og 1 tsk olivenolie. Drys røgede urter over frø; kaste til belægning. Fordel solsikkekernerne jævnt over bagepapiret. Bages i cirka 10 minutter eller indtil let ristet.

4. Til en kul- eller gasgrill placeres laksen på en smurt grill direkte over middel varme. Dæk til og grill 8 til 12 minutter, eller indtil fisken begynder at flage, når den testes med en gaffel, og vend den en gang halvvejs gennem tilberedningen.

5. Brug i mellemtiden til salaten en grøntsagsskræller til at skære aspargesspidserne i lange, tynde snore. Overfør til en mellemstor skål eller skål. (Tip knækker af, efterhånden som stilkene er tynde; læg dem på fad eller skål.) Dryp klar citrusdressing over barberede stilke. Drys med krydrede solsikkekerner.

6. Til servering lægges en filet på hver af fire tallerkener; hæld lidt grøn harissa på hver filet. Server med en salat af revet asparges.

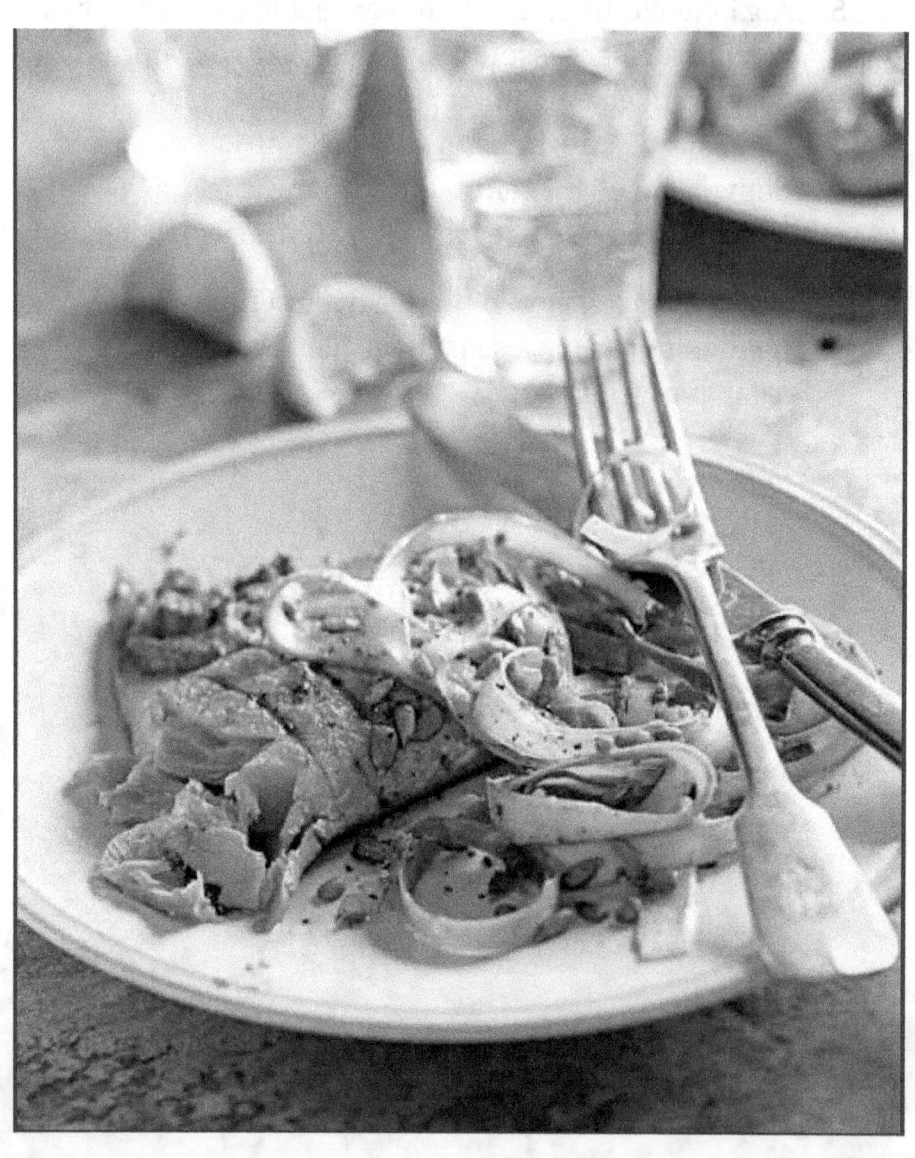

GRILLET LAKS MED MARINERET ARTISKOKHJERTESALAT

FORBEREDELSE:20 minutter Grill: 12 minutter Udbytte: 4 portioner

OFTE DE BEDSTE VÆRKTØJER TIL AT SMIDE EN SALATER DINE HÆNDER. DET ER BEDST AT HAVE RENE HÆNDER FOR JÆVNT AT INKORPORERE DEN MØRE SALAT OG GRILLEDE ARTISKOKKER I DENNE SALAT.

- 4 laksefileter, friske eller frosne, 6 oz
- 1 pakke (9 ounce) frosne artiskokhjerter, optøet og drænet
- 5 spiseskefulde olivenolie
- 2 spsk hakkede skalotteløg
- 1 spsk fintrevet citronskal
- ¼ kop frisk citronsaft
- 3 spsk hakket frisk oregano
- ½ tsk friskkværnet sort peber
- 1 spsk middelhavsurter (se Opskrift)
- 1 pakke 5 ounces blandet salat

1. Tø fisk, hvis den er frossen. Skyl fisken; tørres af med køkkenrulle. Reserver fisken.

2. I en mellemstor skål blandes artiskokhjerterne med 2 spsk olivenolie; lægge til side. I en stor skål kombineres 2 spsk olivenolie, skalotteløg, citronskal, citronsaft og oregano; lægge til side.

3. Til en kul- eller gasgrill, læg artiskokhjerterne i en grillkurv og grill dem direkte ved middel varme. Dæk

til og grill i 6 til 8 minutter eller indtil forkullet og gennemvarmet, omrør ofte. Fjern artiskokkerne fra grillen. Lad afkøle i 5 minutter og tilsæt derefter artiskokkerne til skalotteløgsblandingen. Smag til med peber; kaste til belægning. Læg til side.

4. Pensl laks med resterende 1 spsk olivenolie; drys med middelhavsurter. Læg laksen på grillristen med den krydrede side nedad direkte over medium varme. Dæk og grill i 6 til 8 minutter, eller indtil fisken begynder at flage, når den testes med en gaffel, og drej forsigtigt en gang halvvejs gennem tilberedningen.

5. Tilsæt salaten til skålen med de marinerede artiskokker; smid forsigtigt til belægning. Server salaten med grillet laks.

HURTIG RISTET CHILI SALVIE LAKS MED GRØN TOMAT SALSA

FORBEREDELSE: 35 minutter Chill: 2-4 timer Steg: 10 minutter Gør: 4 portioner

"FLASH STEGNING" REFERERER TIL TEKNIKKEN VARM EN TØR PANDE I OVNEN VED HØJ TEMPERATUR, TILSÆT LIDT OLIE OG FISKEN, KYLLINGEN ELLER KØDET (DET SYDER!), OG GØR RETTEN FÆRDIG I OVNEN. HURTIG STEGNING FORKORTER TILBEREDNINGSTIDEN OG SIKRER EN LÆKKER SPRØD SKORPE PÅ YDERSIDEN OG EN SAFTIG, SMAGFULD INDENI.

LAKS
- 4 friske eller frosne laksefileter, 5 til 6 ounce
- 3 spiseskefulde olivenolie
- ¼ kop finthakket løg
- 2 fed hvidløg, pillede og skåret i skiver
- 1 spsk stødt koriander
- 1 tsk stødt spidskommen
- 2 tsk sød paprika
- 1 tsk tørret oregano, knust
- ¼ tsk cayennepeber
- ⅓ kop frisk limesaft
- 1 spsk hakket frisk salvie

GRØN TOMATSALSA
- 1½ kopper faste grønne tomater i tern
- ⅓ kop finthakket rødløg

2 spsk hakket frisk koriander

1 jalapeño, frøet og finthakket (se<u>punkt</u>)

1 fed hvidløg, hakket

½ tsk stødt spidskommen

¼ tsk chilipulver

2 til 3 spsk frisk limesaft

1. Tø fisk, hvis den er frossen. Skyl fisken; tørres af med køkkenrulle. Reserver fisken.

2. Til chili-salviepastaen kombineres 1 spsk olivenolie, løg og hvidløg i en lille gryde. Kog ved svag varme i 1-2 minutter eller indtil dufter. Rør koriander og spidskommen; kog og rør i 1 minut. Rør paprika, oregano og cayennepeber i; kog og rør i 1 minut. Tilsæt limesaft og salvie; kog og rør omkring 3 minutter eller indtil en glat pasta dannes; koste.

3. Brug fingrene til at gnide begge sider af fileterne med chili-salviepastaen. Placer fisken i et ikke-reaktivt glas eller skål; dæk tæt med plastfolie. Stil i køleskabet i 2 til 4 timer.

4. I mellemtiden, til salsaen, kombinerer du tomater, løg, koriander, jalapeño, hvidløg, spidskommen og chilipulver i en mellemstor skål. Rør godt for at blande. Drys med limesaft; kaste til belægning.

4. Brug en gummispatel til at skrabe så meget af pastaen som muligt af laksen. Kassér dejen.

5. Stil en meget stor støbejernsgryde i ovnen. Indstil ovnen til 500°F. Forvarm ovnen med panden i.

6. Tag den varme bradepande ud af ovnen. Hæld 1 spsk olivenolie i gryden. Vip gryden for at dække bunden af gryden med olie. Læg fileterne med skindsiden nedad i gryden. Pensl toppen af fileterne med den resterende spiseskefuld olivenolie.

7. Steg laksen i cirka 10 minutter, eller indtil fisken begynder at flage, når den smages til med en gaffel. Server fisken med salsaen.

BRÆNDT LAKS OG ASPARGES EN PAPILLOTE MED CITRON-HASSELNØDDEPESTO

FORBEREDELSE: 20 minutter Stegning: 17 minutter Giver: 4 portioner

MADLAVNING "EN PAPILLOTE" BETYDER SIMPELTHEN MADLAVNING I PAPIR. DET ER EN SMUK MÅDE AT LAVE MAD PÅ AF MANGE GRUNDE. FISK OG GRØNTSAGER DAMPER I PERGAMENTINDPAKNINGEN, SOM LÅSER SAFT, SMAG OG NÆRINGSSTOFFER IND – OG DER ER INGEN GRYDER OG PANDER AT VASKE OP BAGEFTER.

- 4 laksefileter, friske eller frosne, 6 oz
- 1 kop løst pakket friske basilikumblade
- 1 kop løst pakket friske persilleblade
- ½ kop ristede hasselnødder*
- 5 spiseskefulde olivenolie
- 1 tsk fintrevet citronskal
- 2 spsk frisk citronsaft
- 1 fed hvidløg, hakket
- 1 pund fine asparges, trimmet
- 4 spsk tør hvidvin

1. Optø laks, hvis den er frossen. Skyl fisken; tørres af med køkkenrulle. Forvarm ovnen til 400°F.

2. Til pestoen blandes basilikum, persille, hasselnødder, olivenolie, citronskal, citronsaft og hvidløg i en blender eller foodprocessor. Dæk og blend eller blend indtil glat; lægge til side.

3. Klip fire 12-tommers firkanter af bagepapir. For hver papillote lægges en laksefilet i midten af en firkant af bagepapir. Pynt med en fjerdedel af aspargesene og 2 til 3 spiseskefulde af pestoen; drys med 1 spsk vin. Tag to modsatte sider af bagepapiret og fold dem over fisken flere gange. Fold enderne af bagepapiret for at forsegle hinanden. Gentag processen for at oprette yderligere tre bundter.

4. Steg i 17-19 minutter, eller indtil fisken begynder at flage, når den testes med en gaffel (åbn pakken forsigtigt for at kontrollere, om den er færdig).

*Tip: For at riste hasselnødderne skal du forvarme ovnen til 350°F. Fordel valnødder i et enkelt lag i et lavt ovnfad. Bag 8 til 10 minutter eller indtil let ristet, ryst en gang for at riste jævnt. Lad nødderne køle lidt af. Læg varme valnødder på et rent viskestykke; gnid med et håndklæde for at fjerne løs hud.

KRYDRET LAKS MED STEGTE SVAMPE OG ÆBLEMOS

GODTGØRELSE:40 minutter giver: 4 portioner

HELE DENNE LAKSEFILETTOPPET MED EN BLANDING AF SAUTEREDE SVAMPE, SKALOTTELØG, RØDSKALLEDE ÆBLESKIVER - OG SERVERET PÅ EN BUND AF KNALDGRØN SPINAT - ER DET EN IMPONERENDE RET AT SERVERE FOR GÆSTERNE.

1 frisk eller frossen hel laksefilet, 1½ pund, med skind

1 tsk fennikelfrø, fint malet*

½ tsk tørret salvie, knust

½ tsk stødt koriander

¼ tsk tør sennep

¼ tsk sort peber

2 spsk olivenolie

1½ dl friske cremini-svampe i kvarte

1 mellemstor skalotteløg, meget tynde skiver

1 lille kogeæble i kvarte, udkeret og skåret i tynde skiver

¼ kop tør hvidvin

4 kopper frisk spinat

Kviste frisk salvie (valgfrit)

1. Optø laks, hvis den er frossen. Forvarm ovnen til 425°F. Beklæd en stor bageplade med bagepapir; lægge til side. Skyl fisken; tørres af med køkkenrulle. Læg laksen med skindsiden nedad på den forberedte bageplade. I en lille skål kombineres fennikelfrø, ½ tsk tørret salvie, koriander, sennep og peber. Drys jævnt over laks; gnid med fingrene.

2. Mål fiskens tykkelse. Steg laksen i 4 til 6 minutter pr. ½ tomme tykkelse, eller indtil fisken begynder at flage, når den testes med en gaffel.

3. Imens til pandesaucen opvarmes olivenolien i en stor stegepande ved middel varme. Tilsæt svampe og skalotteløg; kog 6 til 8 minutter, eller indtil svampene er bløde og begynder at blive brune, under omrøring af og til. Tilføj æble; dæk og kog og rør i yderligere 4 minutter. Tilsæt forsigtigt vinen. Kog uden låg i 2 til 3 minutter, eller indtil æbleskiverne er møre. Brug en hulske til at overføre svampeblanding til en medium skål; låg for at holde varmen.

4. Kog spinat i samme stegepande i 1 minut, eller indtil spinaten lige er visnet, under konstant omrøring. Fordel spinaten på fire tallerkener. Skær laksefileten i fire lige store stykker, skåret ned til skindet, men ikke igennem. Brug en stor spatel til at løsne dele af laksen fra skindet; Læg en portion laks på spinat på hver tallerken. Hæld svampeblandingen jævnt over laksen. Pynt med frisk salvie, hvis det ønskes.

*Tip: Brug en morter eller krydderikværn til at finmale fennikelfrøene.

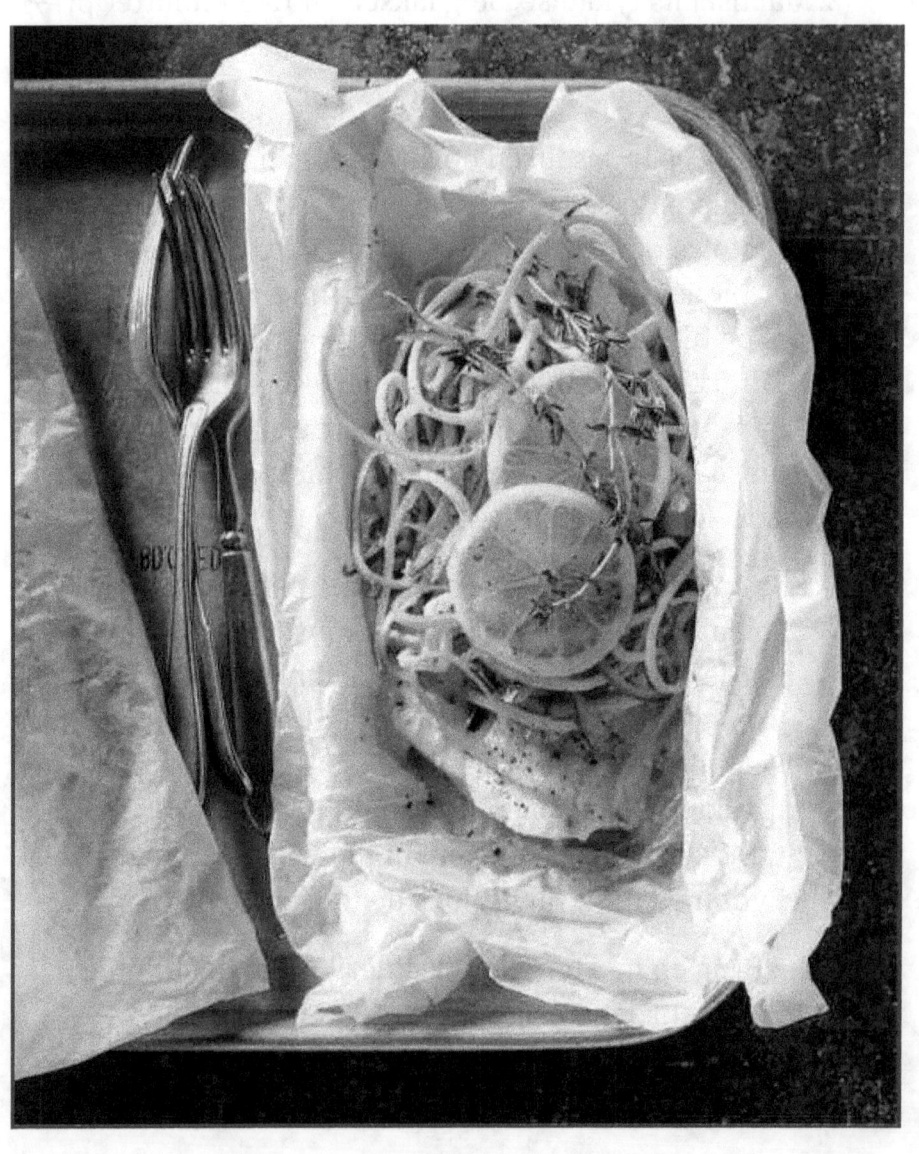

SOLE EN PAPILLOTE MED JULIENNE GRØNTSAGER

FORBEREDELSE: 30 minutter tilberedning: 12 minutter gør: 4 portioner<u>FOTO</u>

DU KAN BESTEMT SKÆRE GRØNTSAGERNE I JULIENNEMED EN GOD, SKARP KOKKEKNIV, MEN DET TAGER LANG TID. EN JULIENNESKRÆLLER (SE<u>"UDSTYR"</u>) SKABER HURTIGT LANGE, TYNDE OG KONSEKVENT FORMEDE STRIMLER AF GRØNTSAGER.

- 4 6 ounce friske eller frosne tunge, rødspætter eller andre faste hvide fiskefileter
- 1 zucchini, finhåret
- 1 stor gulerod, finthakket
- ½ rødløg, skåret i julienne
- 2 roma tomater, udsået og finthakket
- 2 fed hvidløg, hakket
- 1 spsk olivenolie
- ½ tsk sort peber
- 1 citron, skåret i 8 tynde skiver, uden kerner
- 8 kviste frisk timian
- 4 teskefulde olivenolie
- ¼ kop tør hvidvin

1. Tø fisk, hvis den er frossen. Forvarm ovnen til 375°F. Kombiner zucchini, gulerod, løg, tomater og hvidløg i en stor skål. Tilsæt 1 spsk olivenolie og ¼ tsk peber; bland godt for at kombinere. Gem grøntsagerne.

2. Klip fire 14-tommers firkanter af bagepapir. Skyl fisken; tørres af med køkkenrulle. Læg en filet i

midten af hver firkant. Drys med den resterende ¼ tsk peber. Fordel grøntsagerne, citronskiverne og timiankvistene jævnt over fileterne. Dryp hver stak med 1 tsk olivenolie og 1 spsk hvidvin.

3. Arbejd med en pakke ad gangen, løft to modsatte sider af bagepapiret og fold dem over fisken flere gange. Fold enderne af bagepapiret for at forsegle hinanden.

4. Læg pakkerne på en stor bageplade. Bages i cirka 12 minutter, eller indtil fisken begynder at flage, når den testes med en gaffel (åbn pakken forsigtigt for at kontrollere, om den er færdig).

5. Læg hver pakke på en tallerken til servering; åbne pakker forsigtigt.

RUCOLA PESTO FISH TACOS MED RØGET LIMECREME

FORBEREDELSE:Steg i 30 minutter: 4 til 6 minutter pr. ½ tomme tykkelse Udbytte: 6 portioner

DU KAN ERSTATTE SÅLEN MED TORSK- MEN INGEN TILAPIA. TILAPIA ER DESVÆRRE ET AF DE VÆRSTE VALG TIL FISK. DET ER NÆSTEN UNIVERSELT OPDRÆTTET PÅ GÅRDE OG OFTE UNDER FORFÆRDELIGE FORHOLD. SÅ MENS TILAPIA ER NÆSTEN ALLESTEDSNÆRVÆRENDE, BØR DET UNDGÅS.

- 4 friske eller frosne tungefileter, 4 til 5 ounces, cirka ½ tomme tykke
- 1 opskrift rucola pesto (se Opskrift)
- ½ kop cashewcreme (se Opskrift)
- 1 tsk røgede urter (se Opskrift)
- ½ tsk fintrevet limeskal
- 12 blade salat
- 1 moden avocado, halveret, udstenet, skrællet og skåret i tynde skiver
- 1 kop hakkede tomater
- ¼ kop hakket frisk koriander
- 1 lime, skåret i tern

1. Tø fisk, hvis den er frossen. Skyl fisken; tørres af med køkkenrulle. Reserver fisken.

2. Gnid lidt rucola pesto på begge sider af fisken.

3. Til en kul- eller gasgrill placeres fisken direkte på en smurt grill ved middel varme. Dæk til og grill i 4 til 6

minutter, eller indtil fisken begynder at flage, når den testes med en gaffel, og vend den en gang halvvejs gennem tilberedningen.

4. Til den røgede limecreme blandes imens cashewcremen, røgede krydderurter og limeskal i en lille skål.

5. Bræk fisken i stykker med en gaffel. Fyld smørsalatblade med fisk, skåret avocado og tomat; drys med koriander. Drys den røgede limecreme over taco'erne. Server med limebåde til at presse over tacos.

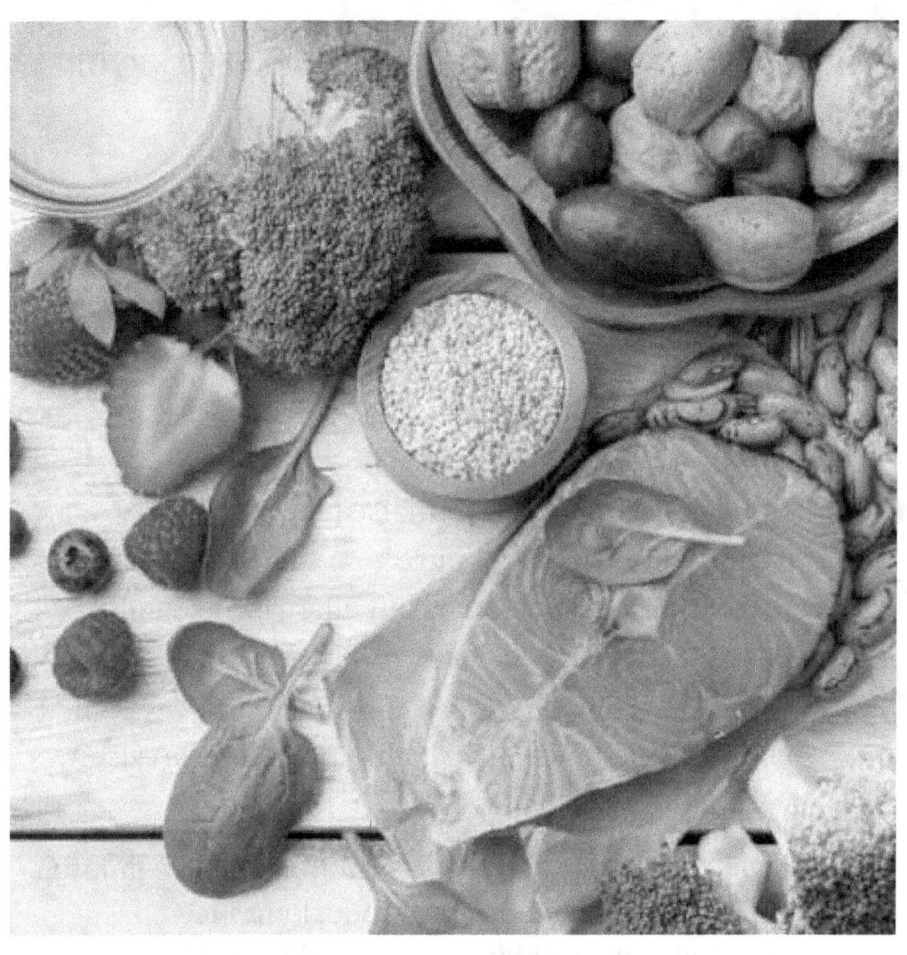

GRILLEDE TORSKE- OG ZUCCHINIBØFFER MED KRYDRET MANGO OG BASILIKUMSAUCE

FORBEREDELSE:20 minutter Grill: 6 minutter Udbytte: 4 portioner

1 til 1½ pund frisk eller frossen torsk, ½ til 1 tomme tyk
4 stykker 24 tommer lange og 12 tommer brede
1 mellemstor zucchini, finthakket
Citrongræskrydderi (se Opskrift)
¼ kop paleo chipotle mayonnaise (se Opskrift)
1 til 2 spsk moden mangopuré*
1 spsk frisk lime- eller citronsaft eller risvinseddike
2 spsk hakket frisk basilikum

1. Tø fisk, hvis den er frossen. Skyl fisken; tørres af med køkkenrulle. Skær fisken i fire portionsstørrelser.

2. Fold hvert stykke folie på midten for at lave en dobbelt tyk 12-tommer firkant. Læg en portion fisk i midten af en firkant af aluminiumsfolie. Pynt med en fjerdedel af zucchinien. Drys med citronkrydderi. Bring to modsatte sider af folien sammen og fold dem flere gange over zucchinien og fisken. Fold enderne af alufolien over. Gentag processen for at oprette yderligere tre bundter. Til saucen, i en lille skål, kombinere paleo chipotle mayonnaise, mango, limesaft og basilikum; lægge til side.

3. Til en kul- eller gasgrill placeres pakkerne på den olierede rist direkte over medium varme. Dæk til og grill 6 til 9 minutter, eller indtil fisken begynder at

flage, når den testes med en gaffel, og zucchinien er mør og sprød (åbn pakken forsigtigt for at teste, om den er færdig). Vend ikke pakkerne under tilberedningen. Dryp hver portion med sauce.

*Tip: Til mangopuréen, kom ¼ kop hakket mango og 1 spsk vand i en blender. Dæk til og blend indtil glat. Tilsæt resterende mangopuré til en smoothie.

RIESLING POCHERET TORSK OG PESTO FYLDTE TOMATER

FORBEREDELSE: 30 minutter madlavning: 10 minutter gør: 4 portioner

1 til 1½ pund friske eller frosne torskefileter, cirka 1 tomme tykke

4 romaine tomater

3 spiseskefulde basilikumpesto (se[Opskrift](Opskrift))

¼ tsk knækket sort peber

1 kop tør Riesling eller Sauvignon Blanc

1 kvist frisk timian eller ½ tsk tørret timian, stødt

1 laurbærblad

½ kop vand

2 spsk hakket skalotteløg

citronbåde

1. Tø fisk, hvis den er frossen. Skær tomaterne i halve vandret. Tag frøene og noget af frugtkødet. (Hvis du skal få tomaten til at ligge fladt, så skær en meget tynd skive fra enden, pas på ikke at skære hul i bunden af tomaten.) Hæld pesto i hver tomathalvdel; drys med revnet peber; lægge til side.

2. Skyl fisken; tørres af med køkkenrulle. Skær fisken i fire stykker. Læg en dampkoger i en stor stegepande med et tætsluttende låg. Tilføj omkring ½ tomme vand til gryden. Lad det koge; reducere varmen til medium. Tilsæt tomaterne, med snitsiden opad, i kurven. Dæk til og damp i 2 til 3 minutter, eller indtil det er opvarmet.

3. Læg tomaterne på en tallerken; låg for at holde varmen. Fjern dampkogerkurven fra bradepanden; smide vandet. Tilsæt vin, timian, laurbærblad og ½ kop vand til gryden. Lad det koge; reducere varmen til middel-lav. Tilsæt fisk og skalotteløg. Lad det simre, tildækket, 8 til 10 minutter, eller indtil fisken begynder at flage, når den testes med en gaffel.

4. Drys fisken med lidt pocheringsvæske. Server fisken med pestofyldte tomater og citronbåde.

GRILLET TORSK I PISTACIE- OG KORIANDERSKORPE PÅ SØD KARTOFFELPURÉ

FORBEREDELSE:20 minutters tilberedning: 10 minutters stegning: 4 til 6 minutter pr. ½ tomme tykkelse Udbytte: 4 portioner

- 1 til 1½ pund frisk eller frossen torsk
- Olivenolie eller raffineret kokosolie
- 2 spsk malede pistacienødder, pekannødder eller mandler
- 1 æggehvide
- ½ tsk fintrevet citronskal
- 1½ pund søde kartofler, skrællet og skåret i tern
- 2 fed hvidløg
- 1 spsk kokosolie
- 1 spsk revet frisk ingefær
- ½ tsk stødt spidskommen
- ¼ kop kokosmælk (såsom Nature's Way)
- 4 tsk korianderpesto eller basilikumpesto (se<u>kvitteringer</u>)

1. Tø fisk, hvis den er frossen. Forvarm grillen. Olierist af en drypbakke. I en lille skål kombineres malede valnødder, æggehvider og citronskal; lægge til side.

2. Til sød kartoffelpuré koges de søde kartofler og hvidløg i rigeligt kogende vand i en mellemstor gryde i 10 til 15 minutter eller indtil de er møre. Dræning; kom søde kartofler og hvidløg tilbage i gryden. Mos de søde kartofler med en kartoffelmoser. Rør 1 spsk

kokosolie, ingefær og spidskommen i. Purér kokosmælken til en let og luftig puré.

3. Skyl fisken; tørres af med køkkenrulle. Skær fisken i fire stykker og læg den på den forberedte uopvarmede grill på en slagtekylling. Stik under de tynde kanter. Pensl hvert stykke pesto med koriander. Hæld nøddeblandingen over pestoen og fordel den forsigtigt. Steg fisken 4 tommer fra varme i 4 til 6 minutter pr. ½ tomme tykkelse, eller indtil fisken begynder at flage, når den testes med en gaffel, og dæk med folie under stegning, hvis belægningen begynder at brænde. Server fisken med søde kartofler.

ROSMARIN-MANDARIN TORSK MED RISTET BROCCOLI

FORBEREDELSE: 15 minutters marinering: op til 30 minutter
tilberedning: 12 minutter gør: 4 portioner

- 1 til 1½ pund frisk eller frossen torsk
- 1 tsk fintrevet mandarinskal
- ½ kop frisk mandarin eller appelsinjuice
- 4 spiseskefulde olivenolie
- 2 tsk hakket frisk rosmarin
- ¼ til ½ tsk revet sort peber
- 1 tsk fintrevet mandarinskal
- 3 kopper broccolibuketter
- ¼ tsk stødt rød peber
- Mandarin skiver, frø fjernet

1. Forvarm ovnen til 200°C. Optø fisk, hvis den er frossen. Skyl fisken; tørres af med køkkenrulle. Skær fisken i fire portionsstørrelser. Mål fiskens tykkelse. I en lav skål kombineres mandarinskræl, mandarinsaft, 2 spsk olivenolie, rosmarin og sort peber; tilsæt fisk. Dæk til og mariner i køleskabet i op til 30 minutter.

2. I en stor skål smider du broccolien med de resterende 2 spsk olivenolie og den knuste røde peber. Læg i en 2 liters bradepande.

3. Pensl et lavt bradefad let med ekstra olivenolie. Dræn fisken, gem marinaden. Læg fisken i gryden og læg den under de tynde kanter. Sæt fisken og broccolien i ovnen. Kog broccoli 12 til 15 minutter, eller indtil den er sprød, mens du rører en gang halvvejs gennem

tilberedningen. Steg fisken i 4 til 6 minutter pr. ½ tomme fisketykkelse, eller indtil fisken begynder at flage, når den testes med en gaffel.

4. Bring den reserverede marinade i kog i en lille gryde; kog 2 minutter. Hæld marinaden over den kogte fisk. Server fisken med broccoli og mandarinskiver.

KARRY TORSK SALAT WRAPS MED MARINERET RADISE

FORBEREDELSE:20 minutter stående: 20 minutter tilberedning: 6 minutter giver: 4 portionerFOTO

1 pund friske eller frosne torskefileter
6 radiser, groft revet
6 til 7 spiseskefulde cidereddike
½ tsk stødt rød peber
2 spsk uraffineret kokosolie
¼ kop mandelsmør
1 fed hvidløg, hakket
2 tsk fintrevet ingefær
2 spsk olivenolie
1½ til 2 tsk karry uden tilsat salt
4 til 8 hovedsalatblade eller bladsalatblade
1 rød peberfrugt, skåret i julienne
2 spsk hakket frisk koriander

1. Tø fisk, hvis den er frossen. Kombiner radiserne, 4 spsk eddike og ¼ tsk knust rød peber i en mellemstor skål; lad stå i 20 minutter, rør af og til.

2. Til mandelsmørsaucen smelter du kokosolien i en lille gryde ved svag varme. Rør mandelsmørret i, indtil det er glat. Rør hvidløg, ingefær og den resterende ¼ tsk knust rød peber i. Fjern fra varmen. Tilsæt de resterende 2 til 3 spsk æblecidereddike og rør indtil glat; lægge til side. (Sovsen vil tykne lidt, når eddiken tilsættes.)

3. Skyl fisken; tørres af med køkkenrulle. Varm olivenolie og karry i en stor pande ved middel varme. Tilføj fisk; kog 3 til 6 minutter, eller indtil fisken begynder at flage, når den testes med en gaffel, og drej en gang halvvejs gennem tilberedningen. Smuldr fisken groft med to gafler.

4. Dræn radiserne; kassér marinaden. Kom lidt fisk, peberstrimler, radiseblanding og mandelsmørsauce i hvert salatblad. Drys med koriander. Pak folien rundt om fyldet. Fastgør wrapsene med trætandstikker, hvis det ønskes.

BRÆNDT KULLER MED CITRON OG FENNIKEL

FORBEREDELSE:25 minutters stegning: 50 minutter Giver: 4 portioner

KULLER, SEJ OG TORSK HAR DET ALLE SAMMENFAST HVIDT KØD, LET DUFTENDE. DE ER UDSKIFTELIGE I DE FLESTE OPSKRIFTER, INKLUSIVE DENNE ENKLE RET MED STEGT FISK OG GRØNTSAGER MED URTER OG VIN.

- 4 friske eller frosne kuller, sej eller torskefileter 6 ounce, omkring ½ tomme tykke
- 1 stor fennikelløg, udkeret og skåret i skiver, blade gemt og finthakket
- 4 mellemstore gulerødder, halveret lodret og skåret i 2-3 tommer lange stykker
- 1 rødløg, halveret og skåret i skiver
- 2 fed hvidløg, hakket
- 1 citron, skåret i tynde skiver
- 3 spiseskefulde olivenolie
- ½ tsk sort peber
- ¾ kop tør hvidvin
- 2 spsk finthakket frisk persille
- 2 spsk hakkede friske fennikelblade
- 2 tsk fintrevet citronskal

1. Tø fisk, hvis den er frossen. Forvarm ovnen til 400°F. Kombiner fennikel, gulerødder, løg, hvidløg og citronskiver i en 3-liters rektangulær bradepande. Dryp med 2 spsk olivenolie og drys med ¼ tsk peber;

kaste til belægning. Hæld vinen i skålen. Dæk skålen med aluminiumsfolie.

2. Steg i 20 minutter. At afsløre; rør grøntsagsblandingen i. Steg 15 til 20 minutter længere, eller indtil grøntsagerne er møre og sprøde. Rør grøntsagsblandingen. Drys fisk med resterende ¼ tsk peber; læg fisken på grøntsagsblandingen. Dryp med den resterende spiseskefuld olivenolie. Steg i cirka 8 til 10 minutter, eller indtil fisken begynder at flage, når den testes med en gaffel.

3. Kombiner persille, fennikelblade og citronskal i en lille skål. Inden servering fordeles fiske-grøntsagsblandingen mellem tallerkenerne. Hæld kogevæsken over fisken og grøntsagerne. Drys med persilleblanding.

SNAPPER MED PEKANNØDDER, REMOULADE OG OKRA OG TOMATER I CAJUN-STIL

FORBEREDELSE:1 times tilberedning: 10 minutter tilberedning: 8 minutter Udbytte: 4 portioner

DENNE VIRKSOMHEDSVÆRDIGE FISKERETTAGER LIDT TID AT LAVE, MEN DE RIGE SMAG ER DET VÆRD. REMOULADE – EN MAYONNAISEBASERET SAUCE BERIGET MED SENNEP, CITRON OG CAJUN-KRYDDERIER OG KANDISERET HAKKET RØD PEBER, GRØNNE LØG OG PERSILLE – KAN LAVES DAGEN FØR OG OPBEVARES I KØLESKABET.

- 4 spiseskefulde olivenolie
- ½ kop hakkede pekannødder
- 2 spsk hakket frisk persille
- 1 spsk hakket frisk timian
- 2 rød snapperfileter, 8 ounce, ½ tomme tykke
- 4 tsk Cajun krydderi (se<u>Opskrift</u>)
- ½ kop hakket løg
- ½ kop grøn peber i tern
- ½ kop selleri i tern
- 1 spsk hakket hvidløg
- 1 pund friske okrabælge, skåret i 1-tommer tykke skiver (eller friske asparges, skåret i 1-tommers længder)
- 8 ounce drue- eller cherrytomater, halveret
- 2 tsk hakket frisk timian
- Sort peber
- Remoulade (se opskrift til højre)

1. I en mellemstor stegepande opvarmes 1 spsk olivenolie over medium varme. Tilsæt pekannødder og rist i cirka 5 minutter, eller indtil de er gyldenbrune og duftende, under jævnlig omrøring. Læg pekannødderne i en lille skål og lad dem køle af. Tilsæt persille og timian og stil til side.

2. Forvarm ovnen til 400°F. Beklæd en bageplade med bagepapir eller alufolie. Læg snapsefileterne på bagepladen med skindsiden nedad og drys hver med 1 tsk Cajun-krydderi. Brug en wienerbrødspensel til at pensle 2 spsk olivenolie over svinemørbraderne. Fordel pekannødblandingen jævnt over fileterne og tryk forsigtigt pekannødderne på overfladen af fisken for at hæfte. Dæk om muligt alle udsatte dele af fiskefileten med valnødder. Kog fisken i 8 til 10 minutter, eller indtil den let flager med spidsen af en kniv.

3. I en stor stegepande opvarmes den resterende spiseskefuld olivenolie over medium varme. Tilsæt løg, peberfrugt, selleri og hvidløg. Kog og rør i 5 minutter, eller indtil grøntsagerne næsten ikke er kogte. Tilsæt skåret okra (eller asparges, hvis du bruger) og tomater; kog 5 til 7 minutter, eller indtil okraen er blød og sprød, og tomaterne begynder at dele sig. Fjern fra varmen og smag til med timian og sort peber. Server grøntsagerne med snapsen og remoulade.

Remoulade: Blend ½ kop hakket rød peber, ¼ kop hakket grønne løg og 2 spsk hakket frisk persille i en foodprocessor, indtil det er fint. Tilsæt ¼ kop paleomayonnaise (se Opskrift), ¼ kop Dijon-stil sennep (se Opskrift), 1½ tsk citronsaft og ¼ tsk Cajun-krydderi (se Opskrift). Puls indtil kombineret. Overfør til en serveringsskål og stil på køl indtil servering. (Remouladen kan laves 1 dag i forvejen og opbevares i køleskabet.)

TUNFRIKADELLER MED ESTRAGON OG AVOCADO-CITRON-AIOLI

FORBEREDELSE:25 minutter tilberedning: 6 minutter giver: 4 portionerFOTO

TUN ER EN DEL AF DET SAMMEN MED LAKSSJÆLDNE FISKEARTER, DER KAN HAKKES FINT OG FORMES TIL HAMBURGERE. PAS PÅ IKKE AT BEHANDLE TUNEN I FOODPROCESSOREN FOR LÆNGE, DA DEN BLIVER FOR HÅRD.

- 1 pund friske eller frosne skindfri tunfileter
- 1 æggehvide, let pisket
- ¾ kop malet gyldent hørfrømel
- 1 spsk hakket frisk estragon eller dild
- 2 spsk hakket frisk purløg
- 1 tsk fintrevet citronskal
- 2 spsk linolie, avocadoolie eller olivenolie
- 1 mellemstor avocado, udstenet
- 3 spiseskefulde Paleo Mayo (seOpskrift)
- 1 tsk fintrevet citronskal
- 2 tsk frisk citronsaft
- 1 fed hvidløg, hakket
- 4 ounce babyspinat (ca. 4 tætpakkede kopper)
- ⅓ kop ristet hvidløgsvinaigrette (seOpskrift)
- 1 Granny Smith æble, udkernet og skåret i tændstikstore stykker
- ¼ kop hakkede ristede valnødder (sepunkt)

1. Tø fisk, hvis den er frossen. Skyl fisken; tørres af med køkkenrulle. Skær fisken i 1½ cm stykker. Læg fisken i foodprocessoren; bearbejde med tænd/sluk-pulser, indtil de er finthakket. (Pas på ikke at blande for meget, ellers bliver pattyen sej.) Stil fisken til side.

2. Kombiner æggehvider, ¼ kop hørfrømel, estragon, purløg og citronskal i en mellemstor skål. Tilføj fisk; rør forsigtigt for at kombinere. Form fiskeblandingen til fire ½ tomme tykke bøffer.

3. Læg den resterende ½ kop hørfrømel i et lavt fad. Dyp bøfferne i hørfrøblandingen og vend dem, så de bliver jævnt.

4. Varm olien op i en meget stor stegepande ved middel varme. Kog tunfrikadeller i varm olie i 6 til 8 minutter, eller indtil et øjeblikkeligt termometer indsat vandret i bøfferne registrerer 160°F og drejer en gang halvvejs gennem tilberedningen.

5. I mellemtiden, til aioli, i en mellemstor skål, brug en gaffel til at mose avocadoen. Tilsæt Paleo Mayo, citronskal, citronsaft og hvidløg. Purér indtil godt blandet og næsten glat.

6. Placer spinat i en mellemstor skål. Dryp spinat med ristet hvidløgsvinaigrette; kaste til belægning. Til hver servering lægges en tunpatty og en fjerdedel af spinaten på en tallerken. Pynt tunen med lidt aioli. Top spinat med æbler og nødder. Server straks.

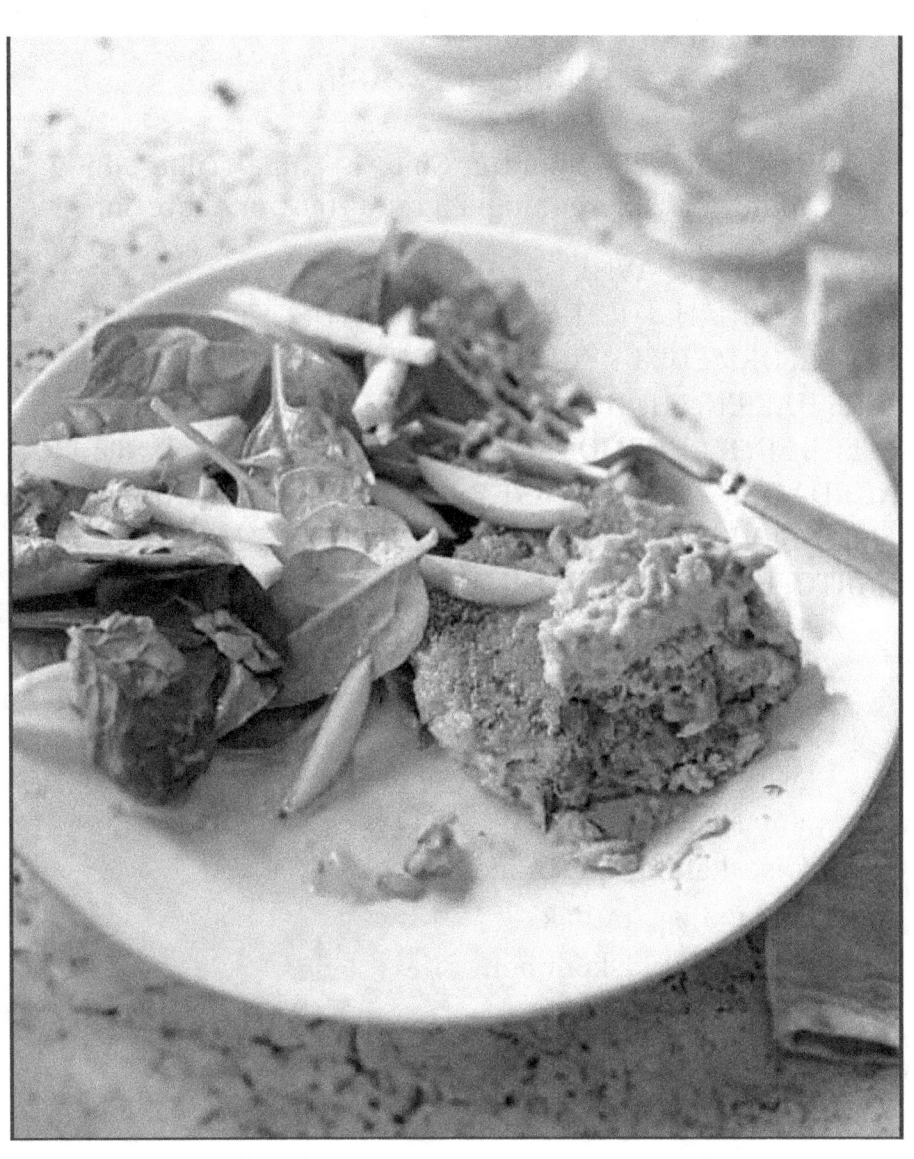

STRIBET BAS TAGINE

FORBEREDELSE: 50 minutter Chill: 1-2 timer Tilberedning: 22 minutter Tilberedning: 25 minutter Gør: 4 portioner

EN TAGINE ER NAVNET PÅ DENBÅDE EN TYPE NORDAFRIKANSK RET (EN SLAGS GRYDERET) OG DEN KEGLEFORMEDE GRYDE, SOM DEN TILBEREDES I. HVIS DU IKKE HAR EN, FUNGERER EN OVERDÆKKET OVNFAST STEGE FINT. CHERMOULA ER EN TYK KRYDDERIPASTA FRA NORDAFRIKA, DER OFTEST BRUGES SOM MARINADE TIL FISK. SERVER DENNE FARVERIGE FISKERET MED SØD KARTOFFEL- ELLER BLOMKÅLSPURÉ.

- 4 friske eller frosne stribede bas- eller helleflynderfileter (6 ounce), skind på
- 1 bundt koriander, hakket
- 1 tsk fintrevet citronskal (reserve)
- ¼ kop frisk citronsaft
- 4 spiseskefulde olivenolie
- 5 fed hvidløg, finthakket
- 4 tsk stødt spidskommen
- 2 tsk sød paprika
- 1 tsk stødt koriander
- ¼ teskefuld stødt anis
- 1 stort løg, pillet, halveret og skåret i tynde skiver
- 1 dåse (15 ounce) uden salt tilsat ildstegte tomater i tern, udrænede
- ½ kop hønsefond (se Opskrift) eller hønsefond uden salt

1 stor gul peberfrugt, frøet og skåret i ½-tommers strimler

1 stor orange peberfrugt, frøet og skåret i ½-tommers strimler

1. Tø fisk, hvis den er frossen. Skyl fisken; tørres af med køkkenrulle. Læg fiskefileterne i et lavt, ikke-metallisk bradefad. Reserver fisken.

2. Til chermoula blandes koriander, citronsaft, 2 spsk olivenolie, 4 finthakkede fed hvidløg, spidskommen, paprika, koriander og anis i en blender eller en lille foodprocessor. Dæk og bearbejd indtil glat.

3. Hæld halvdelen af chermoulaen over fisken og vend fisken, så den dækker begge sider. Dæk til og stil på køl i 1-2 timer. Dæk den resterende chermoula; lad stå ved stuetemperatur indtil brug.

4. Forvarm ovnen til 325°F. I en stor ovnfast gryde varmes de resterende 2 spsk olie op over medium varme. Tilføj løg; kog og rør i 4-5 minutter eller indtil de er møre. Rør det resterende 1 hakkede fed hvidløg i; kog og rør i 1 minut. Tilsæt reserveret chermoula, tomater, hønsefond, peberstrimler og citronskal. Lad det koge; sænke temperaturen. Lad det simre uden låg i 15 minutter. Hvis det ønskes, overføres blandingen til taginen; top med fisk og eventuelt resterende chermoula fra skal. Tæppe; bages 25 minutter. Server straks.

HELLEFLYNDER I HVIDLØG-REJE SAUCE MED SOFFRITO KÅLBLADE

FORBEREDELSE: 30 minutter madlavning: 19 minutter gør: 4 portioner

DER ER FORSKELLIGE KILDER OG TYPER AF HELLEFLYNDER, OG DE KAN VÆRE AF MEGET FORSKELLIG KVALITET OG FANGET UNDER MEGET FORSKELLIGE FORHOLD. FISKENS BÆREDYGTIGHED, DET MILJØ, DEN LEVER I, OG DE FORHOLD, DEN OPDRÆTTES/FISKES UNDER, ER ALLE FAKTORER, DER BESTEMMER, HVILKEN FISK DER ER ET GODT VALG TIL KONSUM. BESØG MONTEREY BAY AQUARIUMS HJEMMESIDE (WWW.SEAFOODWATCH.ORG) FOR DE SENESTE OPLYSNINGER OM, HVILKE FISK DU MÅ OG IKKE KAN SPISE.

- 4 friske eller frosne helleflynderfileter, 6 ounce, omkring 1 tomme tykke
- Sort peber
- 6 spsk ekstra jomfru olivenolie
- ½ kop finthakket løg
- ¼ kop rød peber i tern
- 2 fed hvidløg, hakket
- ¾ tsk røget spansk paprika
- ½ tsk hakket frisk oregano
- 4 kopper grønkål, opstammet, skåret i ¼-tommer tykke bånd (ca. 12 ounce)
- ⅓ kop vand

8 ounce mellemstore rejer, pillede, deveirede og groft hakkede

4 fed hvidløg, skåret i tynde skiver

¼ til ½ tsk stødt rød peber

⅓ kop tør sherry

2 spsk citronsaft

¼ kop hakket frisk persille

1. Tø fisk, hvis den er frossen. Skyl fisken; tørres af med køkkenrulle. Drys fisken med peber. I en stor stegepande opvarmes 2 spsk olivenolie over medium varme. Tilføj fileter; kog 10 minutter, eller indtil de er gyldenbrune, og fisk flager, vend halvvejs gennem tilberedningen. Læg fisken på et fad og dæk med folie for at holde den varm.

2. I mellemtiden opvarmes 1 spsk olivenolie over medium varme i en anden stor stegepande. Tilsæt løg, peberfrugt, 2 hakket hvidløgsfed, peberfrugt og oregano; kog og rør i 3-5 minutter eller indtil de er møre. Rør grønkål og vand i. Dæk til og kog i 3 til 4 minutter, eller indtil væsken er fordampet, og grøntsagerne er sprøde-møre, mens der røres af og til. Dæk til og hold varmt indtil servering.

3. Til rejesaucen tilsættes de resterende 3 spsk olivenolie til panden, hvor fisken blev stegt. Tilsæt rejer, 4 fed hvidløg i skiver og den knuste røde peber. Kog og rør i 2-3 minutter, eller indtil hvidløget lige begynder at brune. Tilføj rejer; kog 2 til 3 minutter, indtil rejerne er faste og lyserøde. Rør sherry og citronsaft i. Kog 1 til 2 minutter eller indtil lidt mindre. Rør persillen i.

4. Fordel rejesaucen over helleflynderfileterne. Server med grønne grøntsager.

BOUILLABAISSE MED FISK OG SKALDYR

START TIL SLUT: 1 ¾ TIME GØR: 4 PORTIONER

LIGESOM DEN ITALIENSKE CIOPPINO, DENNE FRANSKE SKALDYRSGRYDERETAF FISK OG SKALDYR SER UD TIL AT VÆRE ET EKSEMPEL PÅ, AT DAGENS FANGST BLIVER SMIDT I EN GRYDE MED HVIDLØG, LØG, TOMATER OG VIN. DEN KARAKTERISTISKE SMAG AF BOUILLABAISSE ER DOG KOMBINATIONEN AF SAFRAN, FENNIKEL OG APPELSINSKAL.

1 pund frisk eller frossen helleflynderfilet uden skind, skåret i 1-tommers stykker

4 spiseskefulde olivenolie

2 kopper hakkede løg

4 knuste fed hvidløg

1 fennikelhoved, udkernet og finthakket

6 romatomater, hakkede

¾ kop hønsefond (se Opskrift) eller hønsefond uden salt

¼ kop tør hvidvin

1 kop finthakket løg

1 fennikelhoved, udkernet og finthakket

6 fed hvidløg, finthakket

1 appelsin

3 roma tomater, fint hakkede

4 safran tråde

1 spsk hakket frisk oregano

1 pund små muslinger, renset og skyllet

1 pund muslinger, skæg fjernet, skrubbet og skyllet (se punkt)

Hakket frisk oregano (valgfrit)

1. Optø helleflynder, hvis den er frossen. Skyl fisken; tørres af med køkkenrulle. Reserver fisken.

2. I en 6-8 liter hollandsk ovn opvarmes 2 spsk olivenolie over medium varme. Tilsæt 2 kopper hakkede løg, 1 hakket fennikelhoved og 4 knuste hvidløgsfed til gryden. Kog 7 til 9 minutter, eller indtil løget er blødt, rør af og til. Tilsæt 6 tomater i tern og 1 hoved af finthakket fennikel; kog i yderligere 4 minutter. Tilsæt hønsefond og hvidvin til gryden; simre 5 minutter; afkøles lidt. Overfør grøntsagsblandingen til en blender eller foodprocessor. Dæk og blend eller blend indtil glat; lægge til side.

3. I samme stegepande opvarmes den resterende spiseskefuld olivenolie over medium varme. Tilsæt 1 kop finthakket løg, 1 finthakket fennikelhoved og 6 finthakkede fed hvidløg. Kog over medium varme 5 til 7 minutter eller indtil næsten færdig, omrør ofte.

4. Brug en grøntsagsskræller og fjern skrællen fra appelsinen i brede strimler; lægge til side. Tilsæt den purerede grøntsagsblanding, 3 tomater i tern, safran, oregano og strimler af appelsinskal til gryden. Lad det koge; reducer varmen for at opretholde simren. Tilsæt muslinger, muslinger og fisk; rør forsigtigt for at dække fisken med sauce. Juster varmen efter behov for at opretholde en simre. Læg låg på og lad det simre forsigtigt i 3-5 minutter, indtil muslingerne og

muslingerne åbner sig, og fisken begynder at flage, når den smages til med en gaffel. Hæld i lave skåle til servering. Drys eventuelt med ekstra oregano.

KLASSISK REJE CEVICHE

FORBEREDELSE: 20 minutter tilberedning: 2 minutter afkøling: 1 times hvile: 30 minutter Udbytte: 3-4 portioner

DENNE LATINAMERIKANSKE RET ER FANTASTISKAF SMAG OG TEKSTURER. SPRØDE AGURK OG SELLERI, CREMET AVOCADO, SYRLIGE OG KRYDREDE JALAPEÑOS OG DELIKATE SØDE REJER BLANDES MED LIMESAFT OG OLIVENOLIE. I TRADITIONEL CEVICHE "KOGER" SYREN I LIMESAFTEN REJERNE, MEN EN HURTIG DYPNING I KOGENDE VAND ER SIKKER OG VIL IKKE ÆNDRE SMAGEN ELLER TEKSTUREN AF REJERNE.

- 1 pund friske eller frosne mellemstore rejer, pillede og fjernet, haler fjernet
- ½ agurk, skrællet, kernet og hakket
- 1 kop hakket selleri
- ½ lille rødløg, hakket
- 1 til 2 jalapeños, frøet og skåret i tynde skiver (se punkt)
- ½ kop frisk limesaft
- 2 romatomater i tern
- 1 avocado, halveret, udstenet, skrællet og skåret i tern
- ¼ kop hakket frisk koriander
- 3 spiseskefulde olivenolie
- ½ tsk sort peber

1. Tø rejer op, hvis de er frosne. Pil og fjern rejerne; fjern halerne. Skyl rejerne; tørres af med køkkenrulle.

2. Fyld en stor pande halvt op med vand. Bring det i kog. Tilsæt rejer til kogende vand. Kog uden låg i 1 til 2

minutter, eller indtil rejer bliver uigennemsigtige; dræne. Kør rejerne under koldt vand og dræn igen. Rejer i tern.

3. Kombiner rejer, agurk, selleri, løg, jalapeños og limesaft i en meget stor ikke-reaktiv skål. Dæk til og stil på køl i 1 time under omrøring en eller to gange.

4. Rør tomater, avocado, koriander, olivenolie og sort peber i. Dæk til og lad stå ved stuetemperatur i 30 minutter. Rør forsigtigt inden servering.

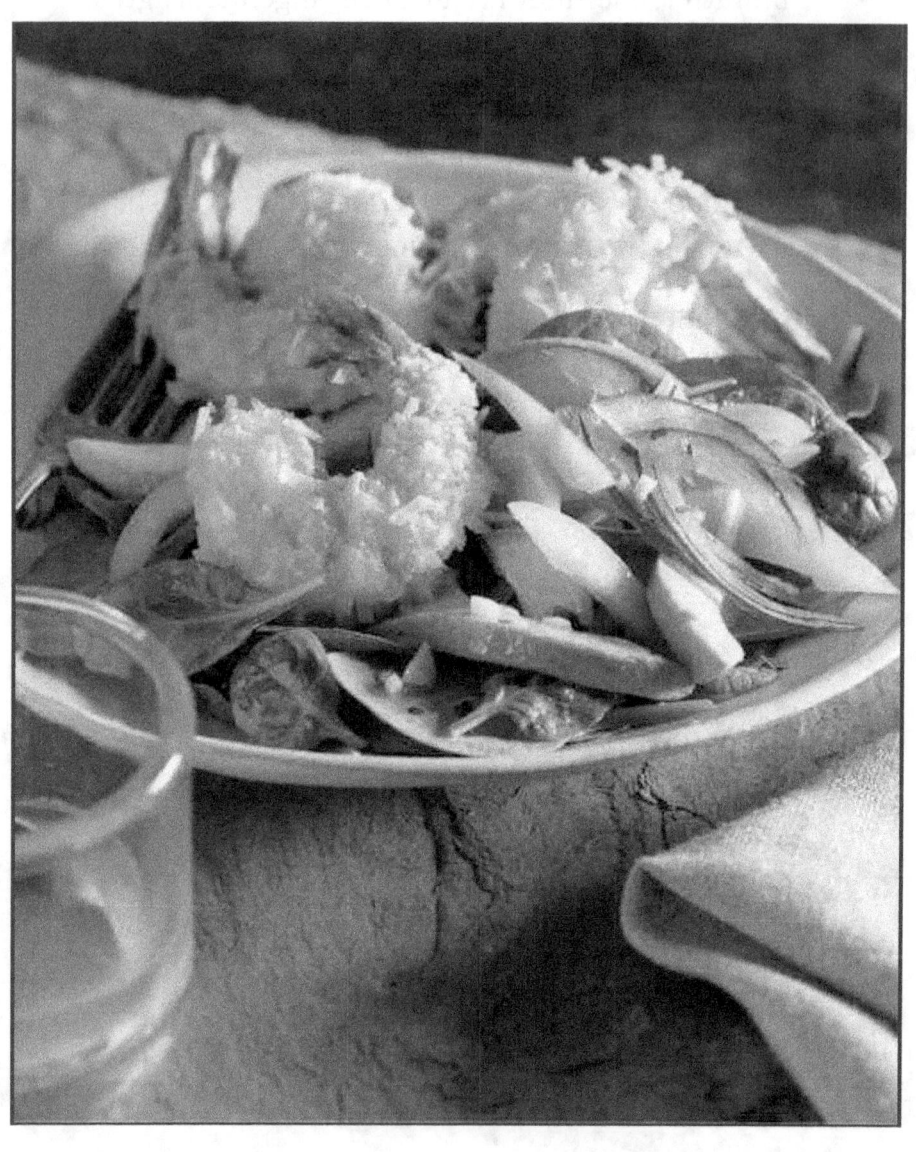

KOKOSSKORPE REJER OG SPINATSALAT

FORBEREDELSE:25 minutter madlavning: 8 minutter gør: 4 portionerFOTO

KOMMERCIELT PRODUCEREDE OLIVENOLIE AEROSOL DÅSERKAN INDEHOLDE KORNALKOHOL, LECITHIN OG DRIVMIDDEL - IKKE EN GOD BLANDING, HVIS DU FORSØGER AT SPISE ÆGTE, FULD MAD OG UNDGÅ KORN, USUNDE FEDTSTOFFER, BÆLGFRUGTER OG MEJERIPRODUKTER. EN OLIEMØR BRUGER KUN LUFT TIL AT FREMDRIVE OLIE I EN FIN STRØM, PERFEKT TIL LET BELÆGNING AF KOKOSNØDDEREJER FØR TILBEREDNING.

- 1½ pund friske eller frosne ekstra store rejer i deres skaller
- Misto sprayflaske fyldt med ekstra jomfru olivenolie
- 2 æg
- ¾ kop usødede flager eller strimlet kokosnød
- ¾ kop malede mandler
- ½ kop avocadoolie eller olivenolie
- 3 spsk frisk citronsaft
- 2 spsk frisk limesaft
- 2 små fed hvidløg, finthakket
- ⅛ til ¼ tsk knust rød peber
- 8 kopper frisk babyspinat
- 1 mellemstor avocado, halveret, udstenet, skrællet og skåret i tynde skiver
- 1 lille orange eller gul peberfrugt, skåret i tynde strimler
- ½ kop finthakket rødløg

1. Tø rejer op, hvis de er frosne. Pil og fjern rejerne, og lad halerne være intakte. Skyl rejerne; tørres af med køkkenrulle. Forvarm ovnen til 450°F. Beklæd en stor bageplade med folie; dæk let folien med olie sprøjtet fra Misto-flasken; lægge til side.

2. Pisk æggene i en dyb tallerken med en gaffel. Kom kokosmel og mandler i en anden lav skål. Dyp rejer i æg og vend til pels. Dyp i kokosblandingen, tryk til belægning (lad halerne være ubelagte). Arranger rejerne i et enkelt lag på den forberedte bageplade. Beklæd toppen af rejerne med olie sprøjtet fra Misto-flasken.

3. Kog 8 til 10 minutter, eller indtil rejerne er uigennemsigtige og belægningen er let brunet.

4. Til dressingen blandes imens avocadoolie, citronsaft, limesaft, hvidløg og stødt rød peber i en lille krukke med skruetop. Dæk og ryst godt.

5. Til salater fordeles spinaten på fire tallerkener. Top med avocado, peberfrugt, rødløg og rejer. Dryp med vinaigrette og server med det samme.

TROPISKE REJER OG KAMMUSLING CEVICHE

FORBEREDELSE: 20 minutter Marinering: 30-60 minutter
Udbytte: 4-6 portioner

FRISK OG LET CEVICHE GØR ET GODT MÅLTIDTIL EN VARM SOMMERAFTEN. MED MELON, MANGO, SERRANO PEBER, FENNIKEL OG MANGO-LIME VINAIGRETTE (SE OPSKRIFT), DET ER EN BLØD OG VARM VERSION AF ORIGINALEN.

- 1 pund friske eller frosne kammuslinger
- 1 pund friske eller frosne store rejer
- 2 kopper honningmelon i tern
- 2 mellemstore mangoer, udstenede, skrællede og hakkede (ca. 2 kopper)
- 1 fennikelløg, trimmet, delt i kvarte, udkernet og skåret i tynde skiver
- 1 mellemstor rød peberfrugt, hakket (ca. ¾ kop)
- 1 til 2 serrano chilipeber, frøet, hvis det ønskes og skåret i tynde skiver (se punkt)
- ½ kop let pakket frisk koriander, hakket
- 1 opskrift på mango-lime vinaigrette (se Opskrift)

1. Tø kammuslinger og rejer op, hvis de er frosne. Skær kammuslingerne i halve vandret. Pil, fjern og skær rejerne i halve vandret. Skyl kammuslinger og rejer; tørres af med køkkenrulle. Fyld en stor gryde trekvart fuld med vand. Bring det i kog. Tilføj rejer og kammuslinger; kog 3 til 4 minutter eller indtil rejer og kammuslinger er uigennemsigtige; dræn og skyl med koldt vand for hurtigt at køle af. Dræn godt af og sæt til side.

2. I en meget stor skål kombineres melon, mango, fennikel, peberfrugt, serranopeber og koriander. Tilsæt mango-lime vinaigrette; smid forsigtigt til belægning. Rør forsigtigt de kogte rejer og kammuslinger i. Lad marinere i køleskabet i 30 til 60 minutter før servering.

JAMAICANSKE REJER I AVOCADOOLIE

GODTGØRELSE:20 minutters udbytte: 4 portioner

MED EN SAMLET TID VED BORDET PÅ 20 MINUTTER,DENNE RET GIVER ENDNU EN GRUND TIL AT SPISE SUNDT DERHJEMME, SELV PÅ DE TRAVLESTE AFTENER.

1 pund friske eller frosne mellemstore rejer

1 kop skrællet og hakket mango (1 medium)

⅓ kop tyndt skåret rødløg

¼ kop hakket frisk koriander

1 spsk frisk limesaft

2 til 3 spiseskefulde Jamaican Jerk Krydderi (seOpskrift)

1 spsk ekstra jomfru olivenolie

2 spsk avocadoolie

1. Tø rejer op, hvis de er frosne. Kombiner mango, løg, koriander og limesaft i en mellemstor skål.

2. Pil og fjern rejerne. Skyl rejerne; tørres af med køkkenrulle. Placer rejerne i en mellemstor skål. Drys med jamaicansk jerk krydderi; smid for at belægge rejer på alle sider.

3. Varm olivenolien op i en stor slip-let stegepande ved middel varme. Tilføj rejer; kog og rør omkring 4 minutter eller indtil uigennemsigtig. Dryp rejerne med avocadoolie og server med mangoblandingen.

REJER SCAMPI MED SPINAT OG RADICCHIO

FORBEREDELSE:15 minutter madlavning: 8 minutter gør: 3 portioner

"SCAMPI" REFERERER TIL EN KLASSISK RESTAURANTRETSTORE REJER STEGT ELLER GRILLET MED SMØR OG MASSER AF HVIDLØG OG CITRON. DENNE KRYDREDE OLIVENOLIEVERSION ER PALÆO-GODKENDT OG ERNÆRINGSMÆSSIGT BOOSTET MED EN HURTIG RØRESTEG AF RADICCHIO OG SPINAT.

- 1 pund friske eller frosne store rejer
- 4 spsk ekstra jomfru olivenolie
- 6 fed hvidløg, finthakket
- ½ tsk sort peber
- ¼ kop tør hvidvin
- ½ kop hakket frisk persille
- ½ hoved radicchio, udkeret og skåret i tynde skiver
- ½ tsk stødt rød peber
- 9 kopper babyspinat
- citronbåde

1. Tø rejer op, hvis de er frosne. Pil og fjern rejerne, og lad halerne være intakte. I en stor stegepande opvarmes 2 spsk olivenolie over medium varme. Tilsæt rejer, 4 finthakkede fed hvidløg og sort peber. Kog og rør rundt i cirka 3 minutter, eller indtil rejerne er uigennemsigtige. Læg rejeblandingen i en skål.

2. Kom hvidvinen i bradepanden. Kog under omrøring for at løsne det gyldne hvidløg fra bunden af gryden.

Hæld vin over rejer; bland for at kombinere. Rør persillen i. Dæk løst med folie for at holde varmen; lægge til side.

3. Tilsæt de resterende 2 spsk olivenolie, de resterende 2 hakkede fed hvidløg, radicchioen og den knuste røde peber til gryden. Kog og rør ved middel varme i 3 minutter, eller indtil radicchioen begynder at visne. Rør forsigtigt spinaten i; kog og rør 1 til 2 minutter længere, eller indtil spinaten lige er visnet.

4. For at servere, fordel spinatblandingen i tre serveringsskåle; top med rejeblanding. Server med citronbåde til at presse rejer og grøntsager over.

KRABBESALAT MED AVOCADO, GRAPEFRUGT OG JICAMA

GODTGØRELSE:30 minutter giver: 4 portioner

JUMBO ELLER BACKFIN KRABBEKØD ER BEDST TIL DENNE SALAT. CHUNKY KRABBEKØD BESTÅR AF STORE STYKKER, DER FUNGERER GODT I SALATER. BACKFIN ER EN BLANDING AF JUMBO STYKKER KRABBEKØD OG SMÅ STYKKER KRABBEKØD FRA KRABBENS KROP. SELVOM DEN ER MINDRE END JUMBOKRABBEN, FUNGERER RYGFINNEN MEGET GODT. FRISK ER SELVFØLGELIG DET LÆKRESTE, MEN OPTØET FROSSEN KRABBER ER OGSÅ EN GOD MULIGHED.

6 kopper babyspinat

½ mellemstor jicama, skrællet og julieneret*

2 lyserøde eller rubinrøde grapefrugter, skrællet, frøet og hakket**

2 små avocadoer, halveret

1 pund jumbo- eller krabbekød

Basilikum-Grapefrugt Vinaigrette (se opskrift til højre)

1. Fordel spinaten på fire tallerkener. Top med jicama, grapefrugtsegmenter og eventuel ophobet juice, avocado og krabbekød. Dryp med basilikum-grapefrugt-vinaigretten.

Basilikum-grapefrugt-vinaigrette: I en krukke med skruetop kombineres ⅓ kop ekstra jomfru olivenolie; ¼ kop frisk grapefrugtjuice; 2 spsk frisk appelsinjuice; ½ lille skalotteløg, hakket; 2 spsk hakket frisk basilikum; ¼ teskefuld malet rød peber; og ¼ tsk sort peber. Dæk og ryst godt.

*Tip: Brug en julienneskræller til hurtigt at skære jicamaen i tynde strimler.

**Tip: For at skære grapefrugten, skær en skive fra enden af stilken og bunden af frugten. Placer den lodret på en arbejdsflade. Skær frugten i sektioner fra top til bund, følg frugtens runde form for at fjerne skindet i strimler. Hold frugten over en skål, og brug en skærekniv til at skære midten af frugten fra siderne af hvert segment for at frigøre den fra marven. Læg segmenterne i en skål med den ophobede saft. Kassér marven.

CAJUN HUMMERHALEBOUILLON MED ESTRAGON AIOLI

FORBEREDELSE: 20 minutter madlavning: 30 minutter gør: 4 portionerFOTO

TIL EN ROMANTISK MIDDAG FOR TO, DENNE OPSKRIFT ER LET AT SKÆRE I HALVE. BRUG EN MEGET SKARP KØKKENSAKS TIL AT ÅBNE HUMMERHALERNES SKALLER OG FÅ ADGANG TIL DET RIGE, SMAGFULDE KØD.

- 2 Cajun-krydderiopskrifter (seOpskrift)
- 12 fed hvidløg, pillet og halveret
- 2 citroner, halveret
- 2 store gulerødder, skrællede
- 2 stilke selleri, skrællet
- 2 fennikelløg, skåret i tynde skiver
- 1 pund hele svampe
- 4 Maine hummerhaler, 7 til 8 ounce
- 4 x 8 tommer bambusspyd
- ½ kop paleo aioli (hvidløgsmayo) (seOpskrift)
- ¼ kop Dijon-stil sennep (seOpskrift)
- 2 spsk hakket frisk estragon eller persille

1. Kombiner 6 kopper vand, Cajun-krydderi, hvidløg og citroner i en 8-liters gryde. Lad det koge; kog i 5 minutter. Reducer varmen for at holde væsken i kog.

2. Skær gulerod og selleri i fire stykker. Tilsæt gulerødder, selleri og fennikel til væsken. Dæk til og kog i 10 minutter. Tilføj svampe; dæk til og kog i 5

minutter. Brug en hulske til at overføre grøntsager til en serveringsskål; Forbliv varm.

3. Start ved enden af kroppen af hver hummerhale, og skub et spyd mellem kødet og skallen, næsten hele vejen gennem enden af halen. (Dette forhindrer halen i at krølle sammen under madlavning.) Reducer varmen. Kog hummerhalerne i den knapt simrende væske i gryden i 8 til 12 minutter, eller indtil skallerne bliver knaldrøde, og kødet er mørt, når det gennembores med en gaffel. Fjern hummeren fra kogevæsken. Brug et køkkenrulle til at holde hummerhalerne og fjern og kassér spyddene.

4. Kombiner paleo aioli, sennep og estragon i Dijon-stil i en lille skål. Server med hummer og grøntsager.

STEGTE MUSLINGER MED SAFRAN-AIOLI

START TIL SLUT: 1H15 GIVER: 4 PORTIONER

DETTE ER EN PALEO-VERSION AF DEN FRANSKE KLASSIKERMUSLINGER DAMPET I HVIDVIN OG KRYDDERURTER OG SERVERET MED TYNDE, SPRØDE HVIDE KARTOFFELFRIES. KASSÉR MUSLINGER, DER IKKE LUKKER FØR TILBEREDNING, OG MUSLINGER, DER IKKE ÅBNER SIG EFTER TILBEREDNING.

POMMES FRITES FRA PANAI
- 1½ pund pastinak, skrællet og skåret i 3×¼ tommer julienne
- 3 spiseskefulde olivenolie
- 2 fed hvidløg, hakket
- ¼ tsk sort peber
- ⅛ teskefuld cayennepeber

SAFRAN AIOLI
- ⅓ kop paleo aioli (hvidløgsmayo) (se Opskrift)
- ⅛ teske safran tråde, let forslået

FORME
- 4 spiseskefulde olivenolie
- ½ kop finthakkede skalotteløg
- 6 fed hvidløg, finthakket
- ¼ tsk sort peber
- 3 kopper tør hvidvin
- 3 store kviste fladbladet persille
- 4 pund muslinger, renset og trimmet*

¼ kop hakket frisk italiensk persille

2 spsk hakket frisk estragon (valgfrit)

1. Til pastinakfritterne forvarmes ovnen til 200°C. Læg de skivede pastinakker i blød i nok koldt vand til at nedsænke dem i køleskabet i 30 minutter; dræn og dup tør med køkkenrulle.

2. Beklæd en stor bageplade med bagepapir. Læg pastinakkerne i en ekstra stor skål. I en lille skål kombineres 3 spsk olivenolie, 2 hakket hvidløgsfed, ¼ tsk sort peber og cayennepeber; drys med pastinak og vend til belægning. Læg pastinakkerne i et jævnt lag på den forberedte bageplade. Bages i 30 til 35 minutter, eller indtil de er bløde og begynder at blive brune, under omrøring af og til.

3. Til aioli kombineres paleo aioli og safran i en lille skål. Dæk til og stil på køl indtil servering.

4. I mellemtiden opvarmes de 4 spsk olivenolie over medium varme i en 6-8 liters gryde eller hollandsk ovn. Tilsæt skalotteløg, 6 fed hvidløg og ¼ tsk sort peber; kog ca. 2 minutter eller indtil kogt og visnet, omrør ofte.

5. Tilsæt vin og persillekviste til gryden; bring det i kog. Tilsæt muslingerne, rør rundt et par gange. Dæk tæt og damp i 3 til 5 minutter, eller indtil skallerne åbner sig, mens du rører forsigtigt to gange. Kassér eventuelle muslinger, der ikke åbner sig.

6. Brug en stor hulske til at øse muslingerne i lave suppeskåle. Fjern persillekvistene fra kogevæsken og

kassér dem; hæld kogevæsken over muslingerne. Drys med hakket persille og eventuelt estragon. Server straks med pastinak-fritter og safran-aioli.

*Tip: kog muslingerne den dag, du køber dem. Hvis du bruger vilde muslinger, læg dem i blød i en skål med koldt vand i 20 minutter for at fjerne grus og sand. (Ikke nødvendigt for opdrættede muslinger.) Skrub muslingerne en ad gangen med en stiv børste under koldt rindende vand. Afgrat muslingerne cirka 10 til 15 minutter før tilberedning. Skægget er den lille gruppe af fibre, der kommer ud af skallen. For at fjerne modhagerne skal du tage fat i snoren mellem din tommel- og pegefinger og trække den mod hængslet. (Denne metode dræber ikke muslingen.) Du kan også bruge en tang eller fiskepincet. Sørg for, at skallen på hver musling er tæt lukket. Hvis nogen skaller er åbne, skal du banke dem forsigtigt på tælleren. Kassér eventuelle muslinger, der ikke lukker inden for et par minutter. Kassér muslinger med revnede eller beskadigede skaller.

SVINEDE KAMMUSLINGER MED RØDBEDESAUCE

GODTGØRELSE:30 minutter giver: 4 portionerFOTO

FOR EN SMUK GYLDENBRUN SKORPESØRG FOR, AT KAMMUSLINGERNES OVERFLADE ER TØR, OG GRYDEN ER VARM, FØR DU TILFØJER DEM TIL GRYDEN. LAD OGSÅ KAMMUSLINGERNE SVITSE UFORSTYRRET I 2-3 MINUTTER, TJEK OMHYGGELIGT INDEN DE VENDES.

- 1 pund friske eller frosne kammuslinger, duppet tørre med køkkenrulle
- 3 mellemstore rødbeder, skrællet og hakket
- ½ Granny Smith æble, skrællet og hakket
- 2 jalapeños, stilkede, frøet og skåret i tynde skiver (sepunkt)
- ¼ kop hakket frisk koriander
- 2 spsk finthakket rødløg
- 4 spiseskefulde olivenolie
- 2 spsk frisk limesaft
- Hvid peber

1. Tø kammuslinger, hvis de er frosne.

2. Til rødbedesmag kombineres rødbeder, æble, jalapeños, koriander, løg, 2 spsk olivenolie og limesaft i en mellemstor skål. Bland godt. Sæt tid af til at forberede kammuslingerne.

3. Skyl kammuslingerne; tørres af med køkkenrulle. I en stor stegepande opvarmes de resterende 2 spsk olivenolie over medium varme. Tilføj kammuslinger;

kog 4-6 minutter, eller indtil de er gyldenbrune på ydersiden og knapt uigennemsigtige. Drys kammuslingerne let med hvid peber.

4. Fordel rødbedesaucen jævnt mellem tallerkener til servering; top med kammuslinger. Server straks.

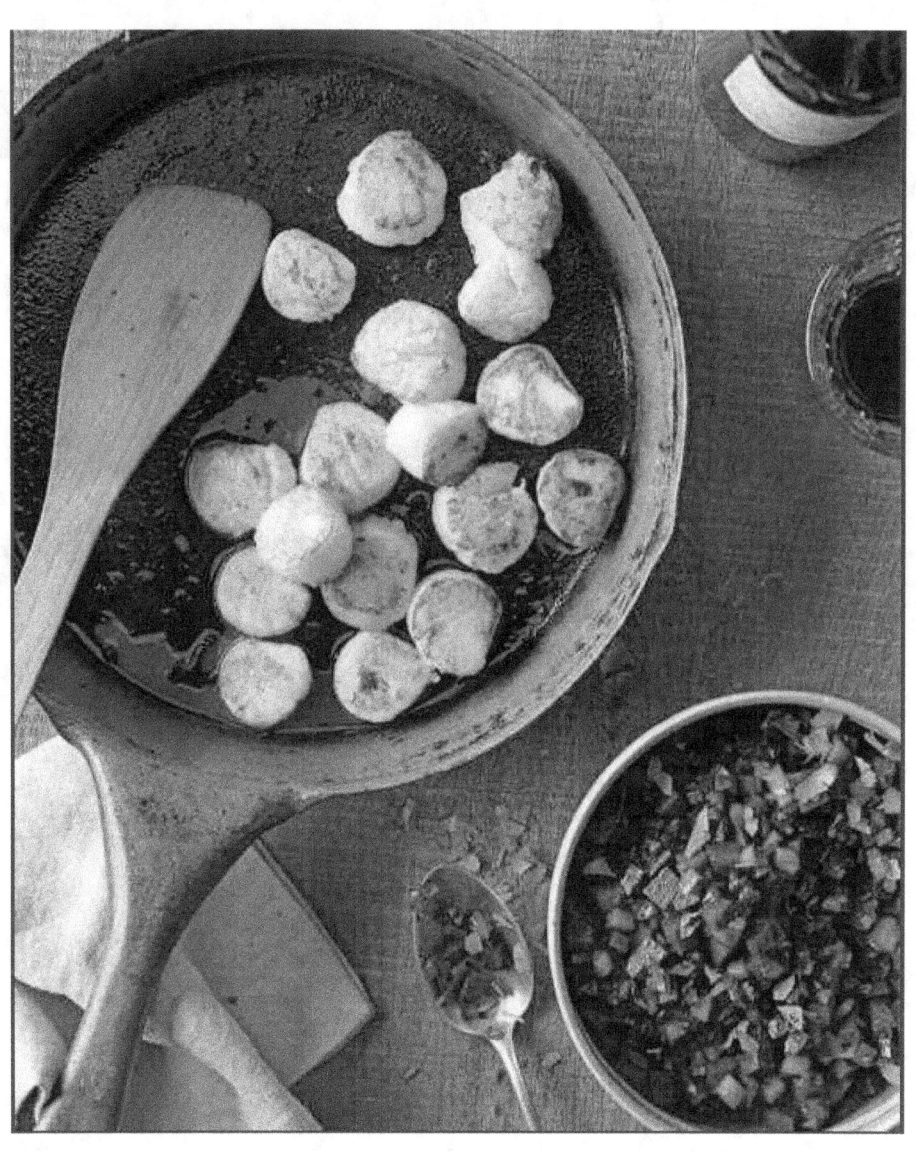

GRILLEDE KAMMUSLINGER MED AGURK-DILDSALSA

FORBEREDELSE: 35 minutter Chill: 1-24 timer Grill: 9 minutter Giver: 4 portioner

HER ER ET TIP TIL AT FÅ DE MEST FEJLFRIE AVOCADOER: KØB DEM NÅR DE ER LYSEGRØNNE OG HÅRDE OG LAD DEM MODNE PÅ BORDPLADEN ET PAR DAGE TIL DE GIVER SIG LIDT NÅR DU TRYKKER LET PÅ DEM MED FINGRENE. HVIS DE ER HÅRDE OG UMODNE, FÅR DE IKKE BLÅ MÆRKER UNDER TRANSPORT FRA MARKEDET.

- 12 eller 16 friske eller frosne kammuslinger (1¼ til 1¾ pund i alt)
- ¼ kop olivenolie
- 4 fed hvidløg, hakket
- 1 tsk friskkværnet sort peber
- 2 mellemstore zucchini, trimmet og halveret på langs
- ½ mellemstor agurk, halveret på langs og skåret i tynde skiver i bredden
- 1 mellemstor avocado, halveret, udstenet, skrællet og hakket
- 1 mellemstor tomat, udkernet, udkernet og hakket
- 2 tsk hakket frisk mynte
- 1 tsk hakket frisk dild

1. Tø kammuslinger, hvis de er frosne. Skyl kammuslingerne i koldt vand; tørres af med køkkenrulle. I en stor skål kombineres 3 spsk olie, hvidløg og ¾ tsk peber. Tilføj kammuslinger; smid forsigtigt til belægning. Dæk til og stil på køl i mindst

1 time eller op til 24 timer, mens du af og til rører forsigtigt.

2. Pensl squashhalvdele med resterende 1 spsk olie; drys jævnt med resterende ¼ tsk peber.

3. Dræn kammuslingerne og kassér marinaden. Træk to 10- til 12-tommers spyd gennem hver kammusling, brug 3 eller 4 kammuslinger til hvert par spyd, og efterlad et ½-tommers mellemrum mellem kammuslingerne.

4. Til en kul- eller gasgrill placeres kammuslingerne og squashhalvdelene direkte på grillristen ved middel varme. Tillad 6 til 8 minutter til kammuslingerne og 9 til 11 minutter til zucchinien.

5. Til salsaen kombinerer du i mellemtiden agurk, avocado, tomat, mynte og dild i en mellemstor skål. Rør forsigtigt for at kombinere. Læg 1 kammusling på hver af fire tallerkener. Skær zucchinihalvdelene i halve diagonalt og læg dem på tallerkenerne med kammuslingerne. Hæld agurkeblandingen jævnt over kammuslingerne.

*Tip: Hvis du bruger træspyd, så læg dem i blød i 30 minutter i nok vand til at dække dem, før du bruger dem.

**Grillning: Forbered som anvist i trin 3. Placer kammuslingerne og squashhalvdelene på den uopvarmede rist på en bradepande. Grill 4 til 6 tommer fra varme, indtil kammuslingerne er uigennemsigtige, og zucchinien er lige mør, og vend en gang halvvejs gennem tilberedningen. Tillad 6 til 8 minutter til kammuslingerne og 10 til 12 minutter til zucchinien.

SVINEDE KAMMUSLINGER MED TOMAT, OLIVENOLIE OG URTESAUCE

FORBEREDELSE: 20 minutter madlavning: 4 minutter gør: 4 portioner

SAUCEN ER NÆSTEN SOM EN VARM VINAIGRETTE. OLIVENOLIE, FRISKHAKKET TOMAT, CITRONSAFT OG KRYDDERURTER BLANDES SAMMEN OG OPVARMES MEGET FORSIGTIGT - LIGE NOK TIL AT SMELTE SMAGENE - DEREFTER SERVERET MED SVITSEDE KAMMUSLINGER OG EN SPRØD SOLSIKKESPIRESALAT.

KAMMUSLINGER OG SAUCE

- 1 til 1½ pund friske eller frosne store kammuslinger (ca. 12)
- 2 store roma-tomater, skrællede,* udkernede og hakkede
- ½ kop olivenolie
- 2 spsk frisk citronsaft
- 2 spsk hakket frisk basilikum
- 1 til 2 tsk finthakket purløg
- 1 spsk olivenolie

SALAT

- 4 kopper solsikkespirer
- 1 citron, skåret i tern
- ekstra jomfru oliven olie

1. Tø kammuslinger, hvis de er frosne. Skyl kammuslingerne; tør. Læg til side.

2. Til saucen kombineres tomater, ½ kop olivenolie, citronsaft, basilikum og purløg i en lille gryde; lægge til side.

3. I en stor stegepande opvarmes 1 spsk olivenolie over medium varme. Tilføj kammuslinger; kog 4 til 5 minutter eller indtil gyldenbrun og uigennemsigtig, vend en gang halvvejs gennem madlavningen.

4. Til salaten lægges rosenkålen i en serveringsskål. Pres citronbåde over rosenkålen og dryp med lidt olivenolie. Bland for at kombinere.

5. Varm saucen op ved lav varme, indtil den er varm; lav ikke mad. Før servering hældes lidt sauce i midten af tallerkenen; top med 3 kammuslinger. Server med rosenkålsalaten.

*Tip: For nemt at skrælle en tomat, læg den i en gryde med kogende vand i 30 sekunder til 1 minut, eller indtil skindet begynder at revne. Fjern tomaten fra det kogende vand og dyk den straks ned i en skål med isvand for at stoppe kogningen. Når tomaten er kølig nok til at håndtere, fjernes skindet.

SPIDSKOMMEN RISTET BLOMKÅL MED FENNIKEL OG PERLELØG

FORBEREDELSE:15 minutter tilberedning: 25 minutter gør: 4 portionerFOTO

DER ER NOGET SÆRLIGT LOKKENDEOM KOMBINATIONEN AF RISTET BLOMKÅL OG DEN RISTEDE, JORDAGTIGE SMAG AF SPIDSKOMMEN. DENNE RET HAR DET TILFØJEDE ELEMENT AF SØDME FRA TØRREDE BÆR. HVIS DET ER NØDVENDIGT, KAN DU GØRE DET EN SMULE MERE KRYDRET MED ¼ TIL ½ TSK KVÆRNET RØD PEBER MED SPIDSKOMMEN OG RIBS I TRIN 2.

3 spsk uraffineret kokosolie

1 medium blomkål, skåret i buketter (4 til 5 kopper)

2 fennikelhoveder, groft hakkede

1½ kop frosne perleløg, optøet og drænet

¼ kop tørrede bær

2 tsk stødt spidskommen

Hakket frisk dild (valgfrit)

1. Varm kokosolien op i en meget stor stegepande ved middel varme. Tilsæt blomkål, fennikel og perleløg. Dæk til og kog i 15 minutter under omrøring af og til.

2. Reducer varmen til middel-lav. Tilføj ribs og spidskommen til stegepande; kog uden låg i cirka 10 minutter, eller indtil blomkål og fennikel er møre og gyldenbrune. Pynt eventuelt med dild.

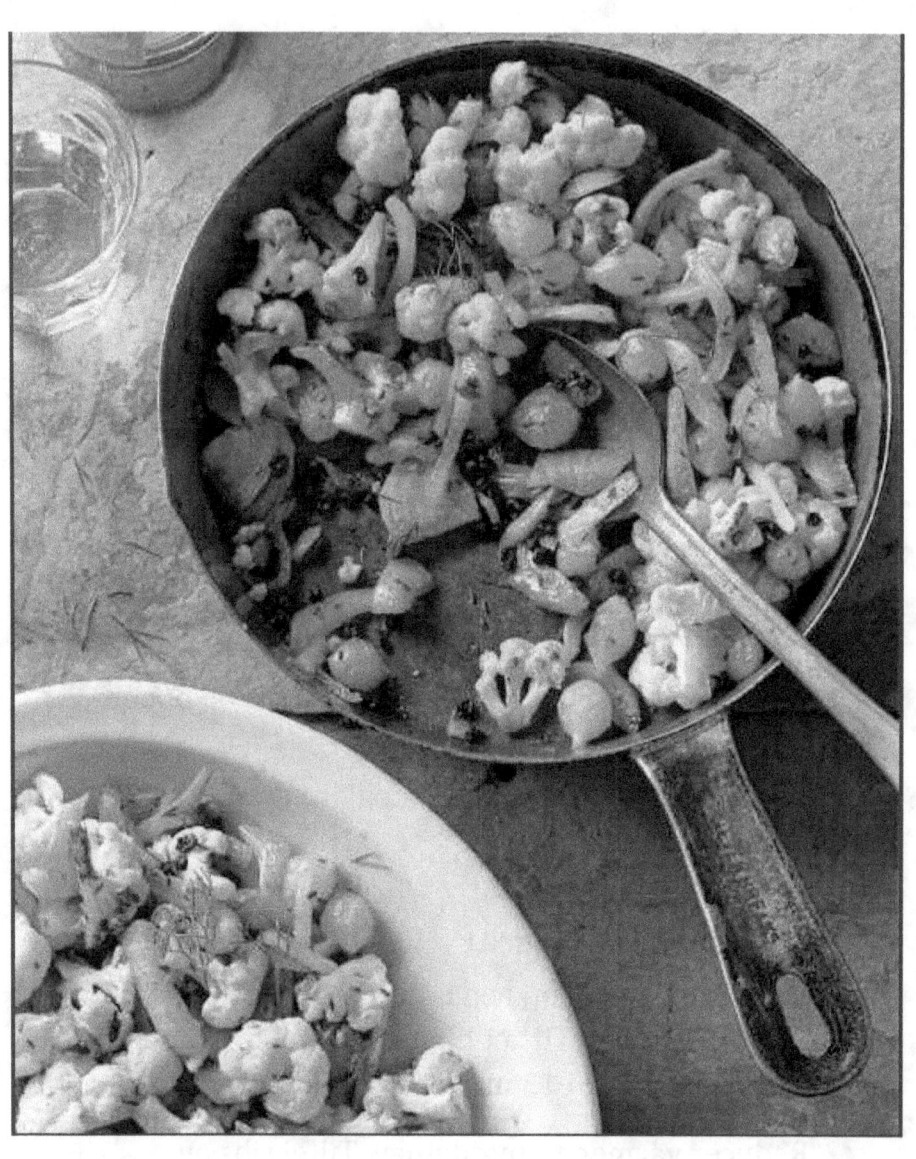

TYK TOMAT OG AUBERGINE SAUCE MED SPAGHETTI SQUASH

FORBEREDELSE: 30 minutter Tilberedning: 50 minutter Afkøling: 10 minutter Tilberedning: 10 minutter Gør: 4 portioner

DENNE SOVS-TILBEHØR VENDES LETMED HOVEDRET. TILFØJ OMKRING 1 PUND KOGT HAKKEBØF ELLER BISON TIL AUBERGINE- OG TOMATBLANDINGEN EFTER AT HAVE MOSET DET LET MED EN KARTOFFELMOSER.

1 spaghetti squash, 2 til 2½ pund

2 spsk olivenolie

1 kop hakket og skrællet aubergine

¾ kop hakket løg

1 lille rød peberfrugt, hakket (½ kop)

4 fed hvidløg, hakket

4 mellemrøde modne tomater, skrællede og groft hakkede, hvis det ønskes (ca. 2 kopper)

½ kop revet frisk basilikum

1. Forvarm ovnen til 375°F. Beklæd en lille bradepande med bagepapir. Skær spaghetti-squashen i halve på kryds og tværs. Brug en stor ske til at skrabe frø og tråde ud. Placer græskarhalvdelene, med snitsiden nedad, på den forberedte bageplade. Bages uden låg i 50 til 60 minutter, eller indtil squashen er mør. Lad afkøle på en rist i cirka 10 minutter.

2. Varm imens olivenolien op i en stor stegepande ved middel varme. Tilsæt løg, aubergine og peber; kog 5

til 7 minutter, eller indtil grøntsagerne er møre, og rør af og til. Tilsæt hvidløg; kog og rør i 30 sekunder længere. Tilføj tomater; kog 3 til 5 minutter, eller indtil tomaterne er bløde, omrør af og til. Mos blandingen let med en kartoffelmoser. Rør halvdelen af basilikum i. Dæk til og kog i 2 minutter.

3. Brug en grydelapp eller et håndklæde til at holde på græskarhalvdelene. Brug en gaffel til at skrabe græskarkødet ned i en mellemstor skål. Fordel græskarret på fire plader. Dryp jævnt med sauce. Drys med den resterende basilikum.

www.ingramcontent.com/pod-product-compliance
Lightning Source LLC
Chambersburg PA
CBHW050158130526
44591CB00034B/1315